食事制限一切 なし!ストレスゼロでやせる!
1日10分!神 やせ7日間エクササイズ

1天10分鐘，7天神瘦

神瘦系列暢銷超過17萬本，
親身進行27次「先增肥，再減肥」實驗，
幫助超過1萬名女性成功瘦身

石本哲郎 ◎著　林巍翰 ◎譯

不用控制飲食，動作不標準也無妨。
一週內混搭伸展、有氧、肌力訓練，
明顯腰細、臀高、腿瘦。

目錄。

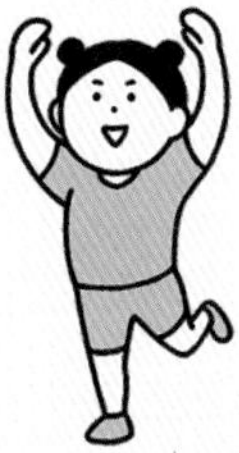

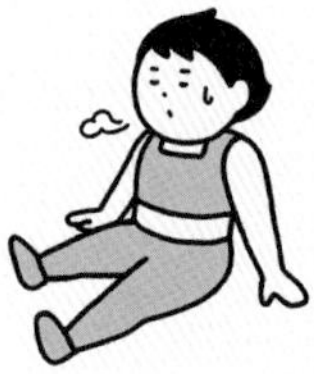

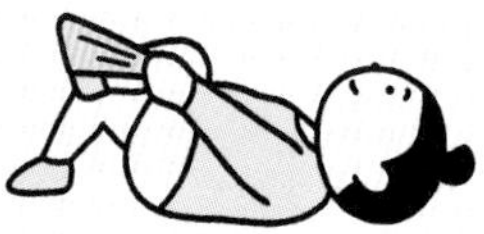

第2章　大幅改變體態的理由　133

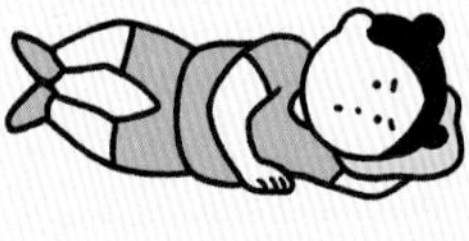

第3章 關於神瘦運動，妳想問的是…… 161

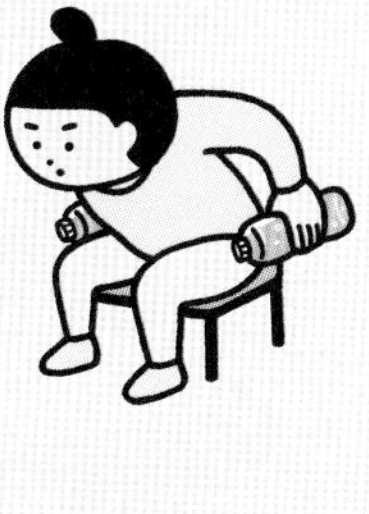

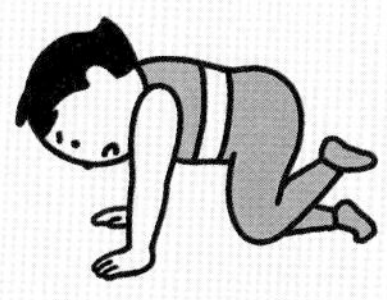

真實案例分享

沒想到做神瘦運動才一週，原本凸出的腹部變得平坦，屁股也變緊實。除此之外，我不再聳著肩膀，背部也放鬆許多。

——C.K.

同事找我一起實踐神瘦運動，由於我沒有運動習慣，所以我決定照書中的建議挑戰方案Ａ。

令人驚訝的是，方案Ａ的動作都沒有很難，而且不需要花費太多時間，七天後，我的體態卻有極大變化，這讓我想繼續實踐下去。

——Sakana

雖然我原本就不算胖，但按照本書的指示進行一週運動，我的姿勢變得更好，不但放鬆胸口肌肉，肩膀也不緊了。

——Niki

我對「每天十分鐘，就能改變身體」半信半疑，但還是實踐了書中的方法。沒想到體重真的減少了。

——小林

我覺得方案B的「終結鬆垮大腿內側」，既有趣又很實用，我很開心做了這些運動後，身體變得結實。

——A子

在運動過程中，我原本以為自己外表沒什麼改變，直到一週後對比照片，才發現自己的身形有明顯變化，而且體重數字也降下來：

- 體重：五十八．一公斤↓五十七公斤。
- 腰圍：七十公分↓六十八．五公分。

能得到這些效果真的很驚人，這讓我很期待堅持下去，自己會有哪些更好的變化。

——井上

我輾轉得知神瘦運動並開始嘗試。方案A執行起來很有感。雖然只有七天，但我覺得自己的姿勢和外表都變好了。

——Maemae

做了鎖骨超明顯伸展操後，我平時變得會注意自己的胸和背部，保持正確姿勢不再駝背。

——Su

日本亞馬遜讀者分享，
請掃上方 QR Code

推薦語

飲食跟運動其實密不可分，控制體態可以靠飲食，若希望身體擁有美麗線條，就需要運動。許多人會問：「做什麼運動才能獲得最好效果？」其實並沒有最好的運動，只有最適合自己的方式。一開始，最重要的是建立良好的運動習慣，因為能堅持，才能看見效果。

大家可從最簡單的方式開始，等到養成運動習慣後，再來增加其強度，而本書很適合剛接觸運動、想建立運動習慣的朋友，只要能持續下去，一定會有不錯的成果。

——擁有營養師、健身教練雙證照／黃君聖 Sunny

《一天十分鐘，七天神瘦》裡介紹的運動都很簡單，就算是平常沒在運動的人，也能很快上手。再加上每個動作需要耗費的時間不長，不用刻意空出時間進行，只要利用瑣碎時間便能實踐。

只要模仿作者七天，肚子就小一圈，誠摯推薦給大家！

——魔塑人妻、曲線雕塑專家／楊昕諭（小霓老師）

體態管理是現代健康生活的延伸概念之一，就像所有正向方法一樣，想變瘦、變窈窕，就需要開始與堅持。《一天十分鐘，七天神瘦》提供雕塑身形的基礎知識，再加上書中介紹的運動，簡單、容易模仿且隨時能進行，讓想擁有婀娜身材的女性輕鬆改變外在。

透過正確的方式，瘦對地方，讓每位女性持續變得更好，做個水漾健康的美麗佳人。

——營養師／高敏敏

我常對病人說：「七分飲食，三分運動。」但事實上，很多人很難擠出時間運動。

《一天十分鐘，七天神瘦》介紹的運動不需要耗費人們太多時間，一天最多十分鐘，就可以達到瘦身效果。不同的方式，動到不同部位，讓體態變得更好，並且有很多實例驗證。我很推薦要減重的人可以試試看神瘦運動。

——營養師／張語希

前言

一天不到十分鐘，模仿我的動作就好

很多人為了擁有苗條身材而付出許多努力，例如節食、運動等，然而在這段過程中，往往會碰過這些問題：

- 嘗試各種減肥方法，身材卻沒有任何變化。
- 限制飲食減肥法令人難受，但我也不喜歡運動……。
- 雖然希望擁有理想身材，但總忍不住吃東西。
- 儘管每天運動，卻沒有獲得預期效果。
- 因爲生活相當忙碌，經常在執行上遇到挫折。

從這些問題來看，如左頁圖所示，瘦不下來的人可分三種類型。我是一名健身教練，指導過許多女性並幫助她們改善體態。

書中將介紹我根據實務經驗，為無法確實做好飲食管理的人，設計出就算只做少量運動，也能在短時間內看到明顯瘦身效果的方法——七天神瘦運動。

做法其實很簡單，我們只要在七天內，一天僅花四至十分鐘，模仿本書裡的動作，讓身體動起來就可以了。

相信一定有人會想：「才短短幾天，身體能有什麼改變？」

確實，只有一週並不足以讓人練出肌肉，累積在人體內的脂肪也不可能因此大幅下降，但這套方法可以改善我們的不良姿勢、消除水腫。換句話說，執行神瘦運動，可以使我們在七天後脫胎換骨，看起來和之前完全不一樣。

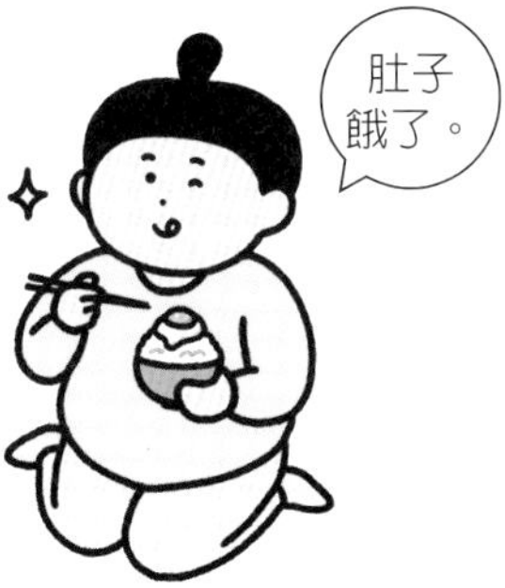

肥胖型

喜歡吃東西，也清楚
知道自己胖胖的。

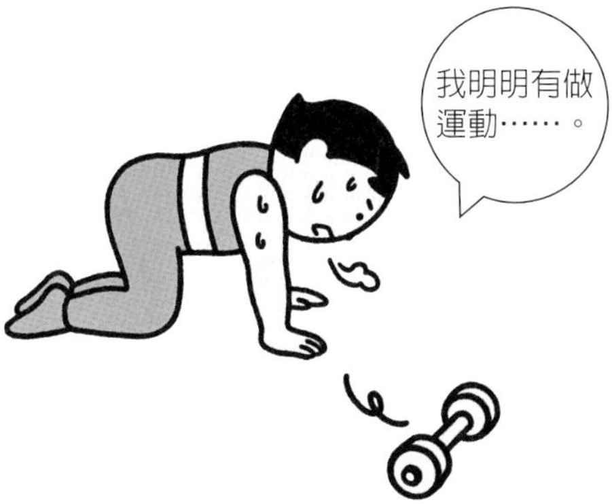

健壯型

經常做運動，肌肉也
不少，卻離自己理想
的身材甚遠。

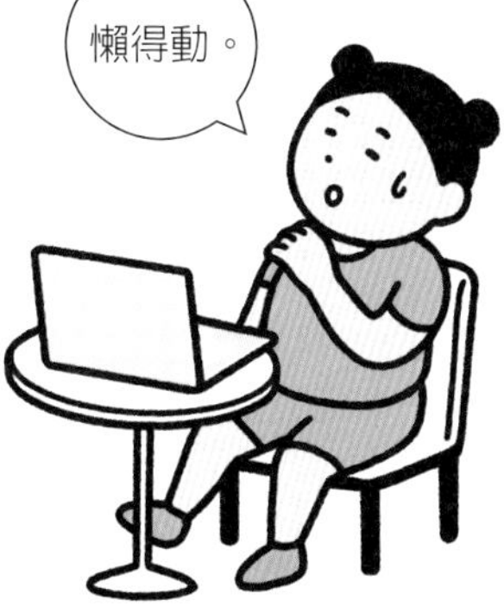

隱性肥胖型

雖然手、腳看起來纖
細，但小腹凸出且姿
勢不良。

假如能持續一個月，保證明顯瘦下來，要是堅持半年，或許會改變妳的人生！

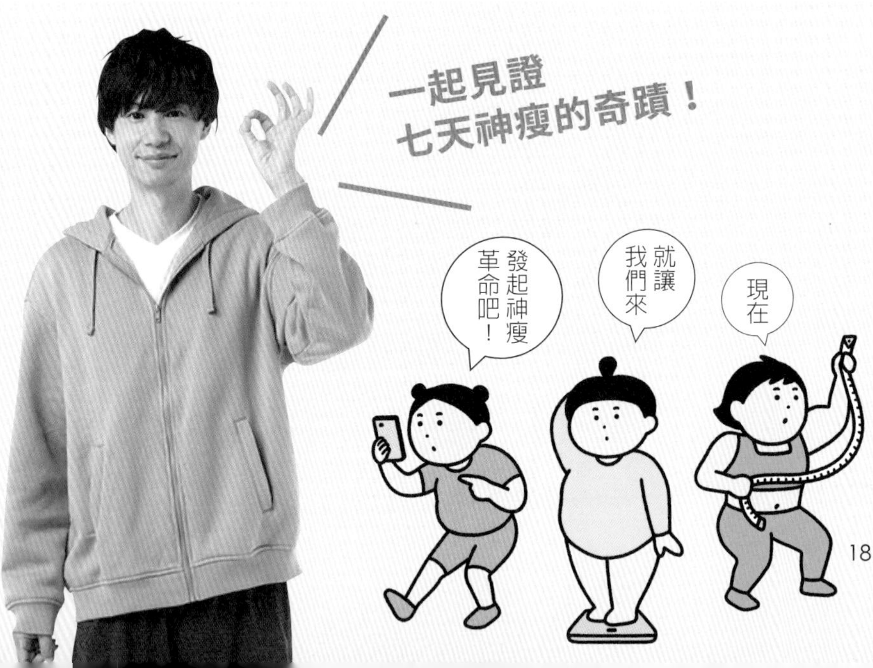
一起見證
七天神瘦的奇蹟！
現在
就讓我們來
發起神瘦革命吧！

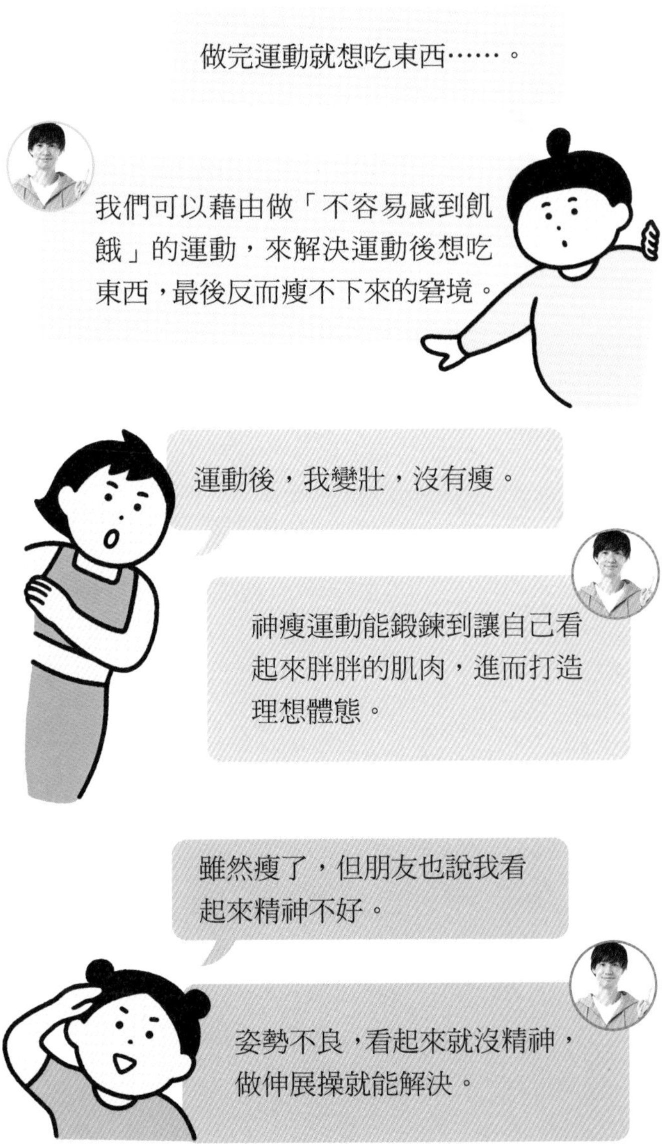
做完運動就想吃東西……。
我們可以藉由做「不容易感到飢餓」的運動，來解決運動後想吃東西，最後反而瘦不下來的窘境。
運動後，我變壯，沒有瘦。
神瘦運動能鍛鍊到讓自己看起來胖胖的肌肉，進而打造理想體態。
雖然瘦了，但朋友也說我看起來精神不好。
姿勢不良，看起來就沒精神，做伸展操就能解決。

第一章。

從今天開始，神瘦

本章要介紹 2 種 7 天運動計畫，讀者可根據自身狀況選擇執行哪種方案，只要模仿我在書中示範的動作即可。

1

開始挑戰前，你該知道的事

本章會分享兩種七天運動計畫，不論你是屬於肥胖型、健壯型或隱性肥胖型，都可依照自身狀態和期望，自由選擇方案（見左頁圖）。

接下來，我要介紹方案規則以及可以事先準備的東西。

什麼是七天神瘦運動？簡單來說，就是：

一天最多活動身體十分鐘，短短七天，就讓妳的體態煥然一新。

「只要一週，就能瘦」，每天花四至十分鐘來活動身體，體態會

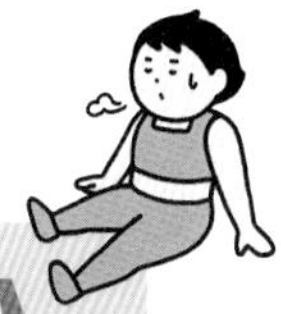

神瘦運動A

推薦給不喜歡或沒時間運動的人。

P30～P60

不太喜歡運動，以及試過各種鍛鍊法、減肥法，卻屢屢失敗，經常感到挫敗的人，就從方案A開始吧。

神瘦運動B

適合就算辛苦一點，也希望能看到明顯效果的人。

P65～P119

喜歡接受挑戰，以及就算稍微辛苦一點，也希望體態能在一週後產生明顯變化的人，適合方案B。

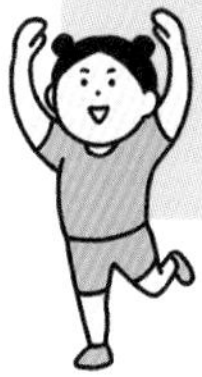

自然變好。不需要做激烈的肌肉訓練，而是每天做不同的伸展操、有氧運動和一般運動就好，執行的時間短且過程不枯燥，所以容易堅持下去。

這套方法中的每一個動作都很簡單，對於很少運動、不怎麼活動筋骨的人來說，也能輕易上手。透過組合不同運動，帶來加乘效果，因此能讓執行者在短時間內，有效改變自己的外表。

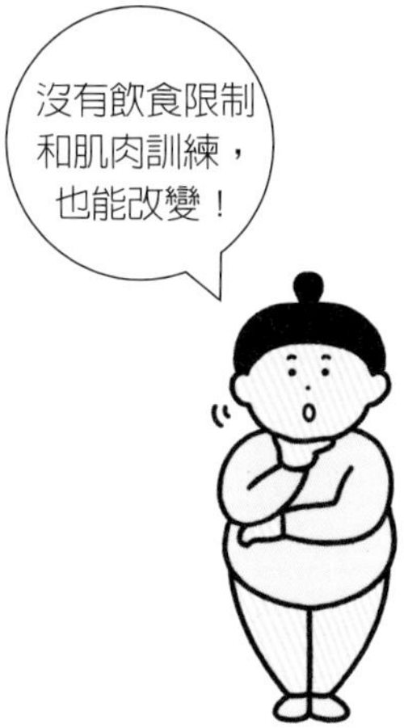

2

神瘦運動三原則

1 七天內，模仿我的動作

不管妳選擇方案A還是B，只要模仿我的動作，並注意每個步驟的解說和重點，就能確實感受到身體的變化。

2 不必計較動作細節

獨自執行神瘦運動時，有些讀者可能會想：「動作有做對嗎？」請放心，就算妳的動作和我的稍有

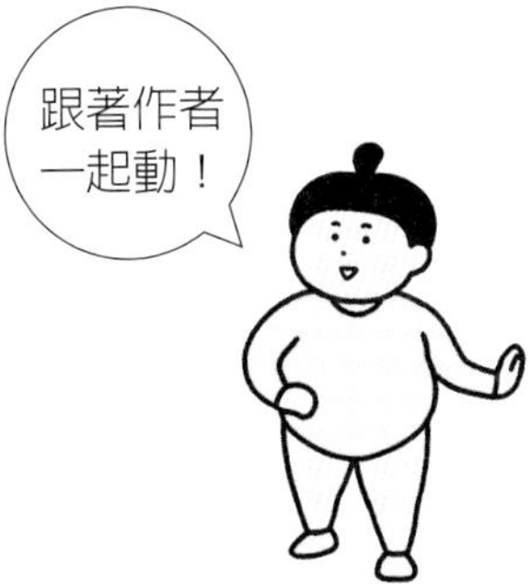

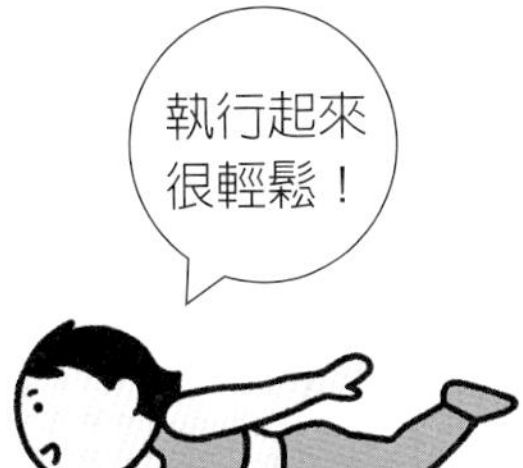

不同，一樣能收到效果。

3 不需要多做

有些人雖然勤奮運動，身體卻沒有出現明顯的改變。這是因為運動不是做越多效果越好，我們應該遵守的是根據目標正確運動，如此一來，才能在短時間內，提高運動帶來的效果。

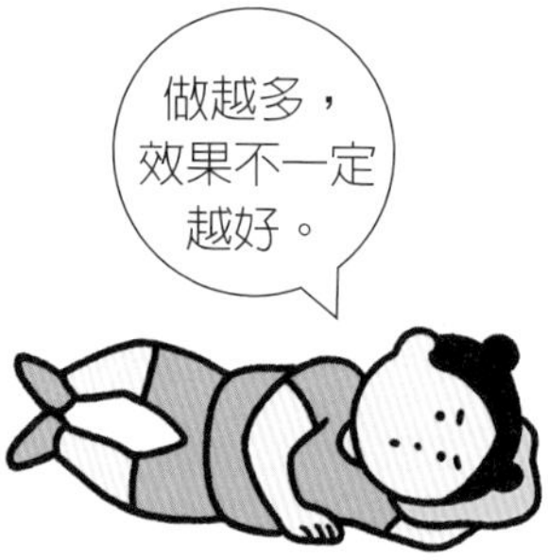

3 最能獲得效果的運動時間

在特定時間活動身體，能得到較佳的效果。請大家參考下面的建議，以每天最多十分鐘為限，來實踐書中介紹的運動。對於生活忙碌的人來說，可以只遵守「早上剛起床，不要做伸展操」這條規則。

伸展操：起床以外的時間都可以動一動

神瘦運動裡的伸展操，不適合在起床後三十分鐘內來做，因為收效甚微。除此之外，什麼時間執行都可以。

一般運動：適合在用完餐後的二至三小時執行

吃完飯後二至三個小時，是人們最有精力做運動的時段。反之，人空腹時會沒力氣，應避免在此時活動身體。

有氧運動：只要不空腹，任何時間都可以

原則上，任何時段都可以做有氧運動，不過早上剛起床或者是用餐過後很久才做有氧運動，沒有太大的效果，所以請盡量避開這兩個時段。

開始運動前，先拍照

若外表能看到明顯改變，就能提高幹勁。

執行神瘦運動前，不妨先拍全身照（記得穿可看出身材的服裝，且正面、側面和背面各拍一張），以便和七天後的自己做比較。如果家裡有體組成計（按：可測內臟脂肪、肌肉量、體脂率等各數值的體重機），也可以記錄運動前後的數值。

除了前面提到的原則和注意事項外，剩下需要的，是妳的一點決心！

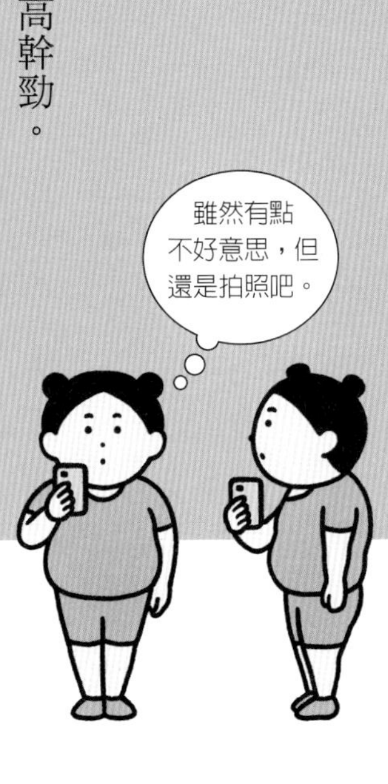

4

方案Ａ：適合不喜歡運動或沒時間運動的人

這套方法能在短時間內看到效果，非常適合「想用簡單動作來改善體態」或「忙到沒時間運動」的人。請先準備好以下道具：

- 計時器。
- 椅子。
- 慢跑鞋。
- 階梯踏板。
- 瑜伽墊。

第 1 天

約 4 分鐘

伸展操

左右各做 2 分鐘

鎖骨超明顯伸展操

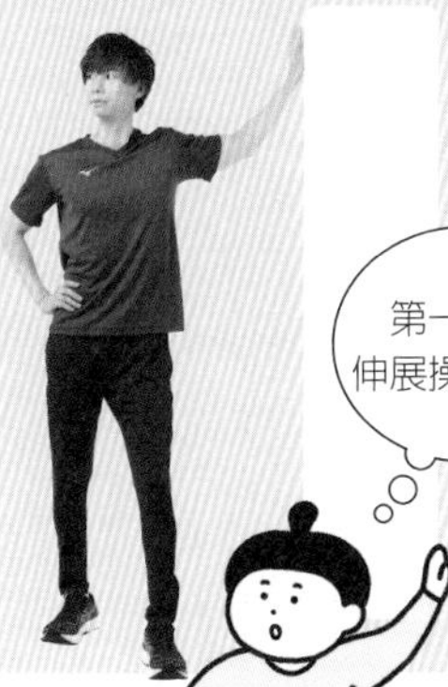

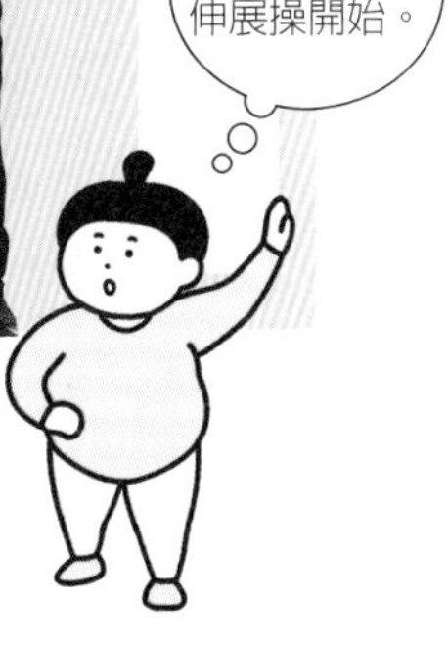

第 2 天

約 5 分鐘

一般運動
（上半身）

2 分鐘 ×2 組動作
（中間休息 1 分鐘）

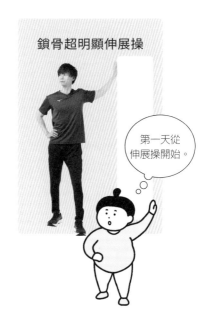

坐著練出美姿勢

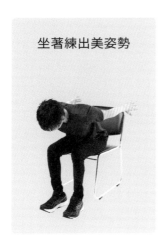

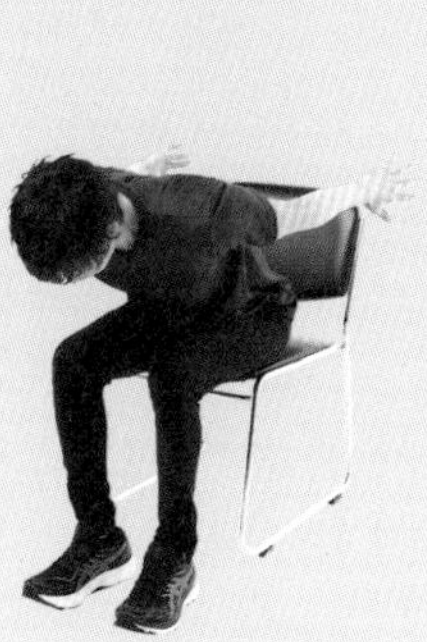

第 3 天

約 10 分鐘

有氧運動

以時速 6 公里速度
健走 10 分鐘
（最多走 30 分鐘）

收腹健走

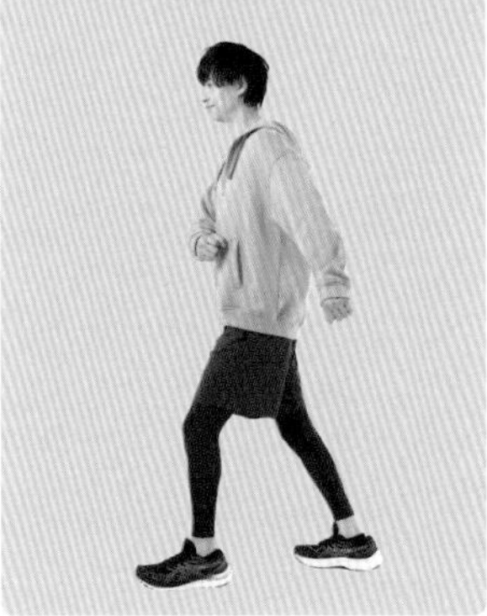

※ 如遇到雨天，可換成踩階梯踏板提臀運動。

第 4 天

約 4 分鐘

伸展操

左右各做 2 分鐘

鎖骨超明顯伸展操

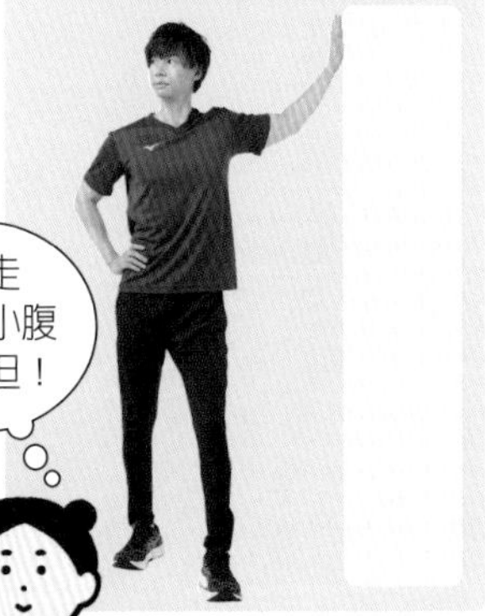

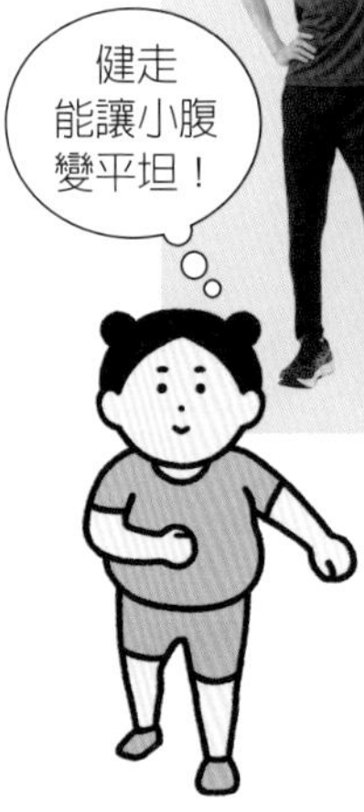

第5天

約 5 分鐘

一般運動
（下半身）

2 分鐘 ×2 組動作
（中間休息 1 分鐘）

纖細美腿不是夢

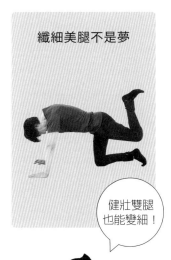

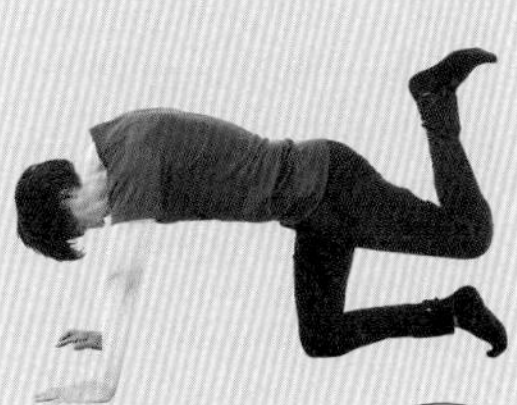

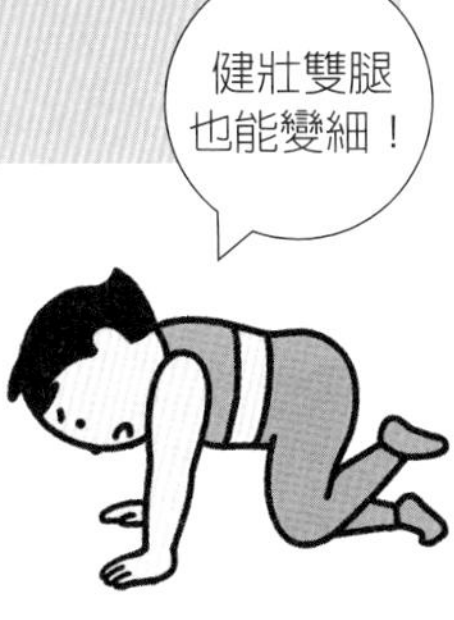

第6天

約 10 分鐘

有氧運動

左右各做 5 分鐘，
總計 10 分鐘
（最多做 30 分鐘）

踩階梯踏板提臂運動

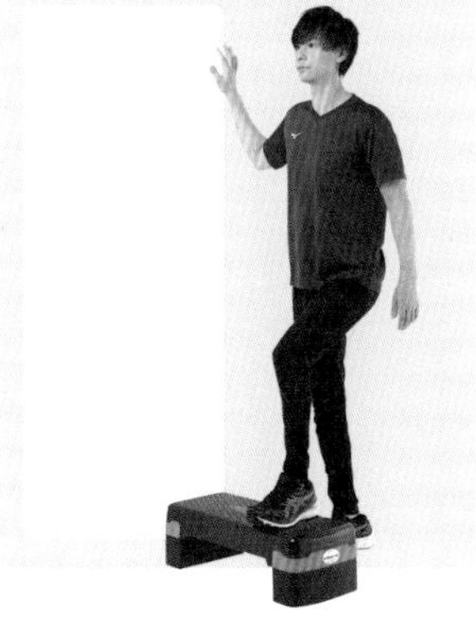

第 7 天

約 4 分鐘

伸展操

左右各做 2 分鐘

鎖骨超明顯伸展操

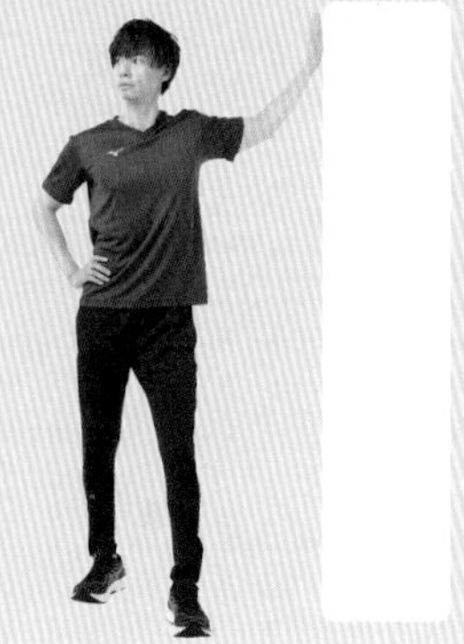

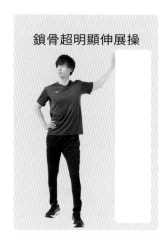

方案A中的第一、四、七天，和方案B中的第一、四天，都執行鎖骨超明顯伸展操。做的動作雖然一樣，但我會在不同天中，提示不同的注意事項，請各位讀者在做伸展操時，要特別留意。

第1天　伸展操

左右各做 2 分鐘

鎖骨超明顯伸展操

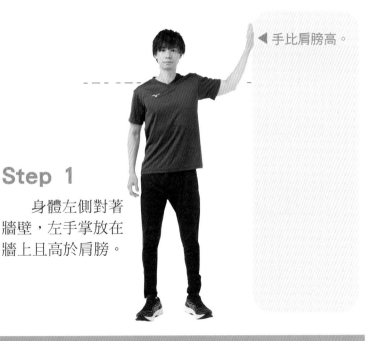

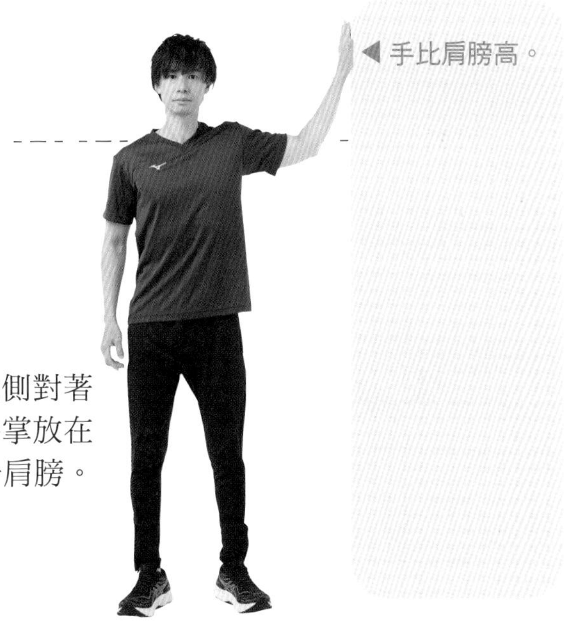

Step 1

身體左側對著牆壁，左手掌放在牆上且高於肩膀。

這個動作重點在於挺胸。在不至於感到疼痛的範圍內，擴展胸部肌肉。這麼做能讓從脖頸到肩膀周圍，以及鎖骨，看起來更美麗。

Step 2

左腳往前踏一步，右手插腰，挺胸，頭右轉，維持1分鐘。

接著反向做一次（右腳往前踏，右手放牆上），做完後休息1分鐘。

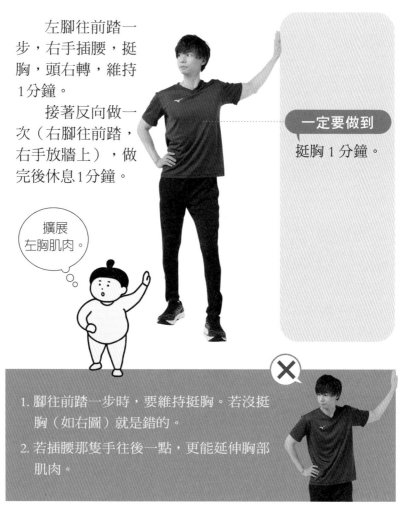

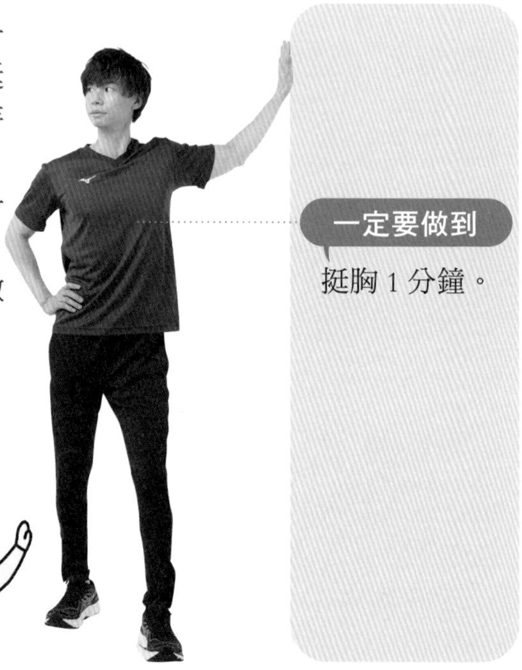

一定要做到

挺胸 1 分鐘。

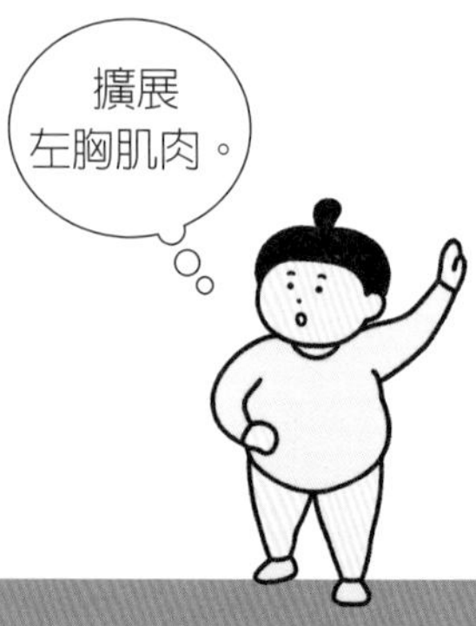

1. 腳往前踏一步時，要維持挺胸。若沒挺胸（如右圖）就是錯的。
2. 若插腰那隻手往後一點，更能延伸胸部肌肉。

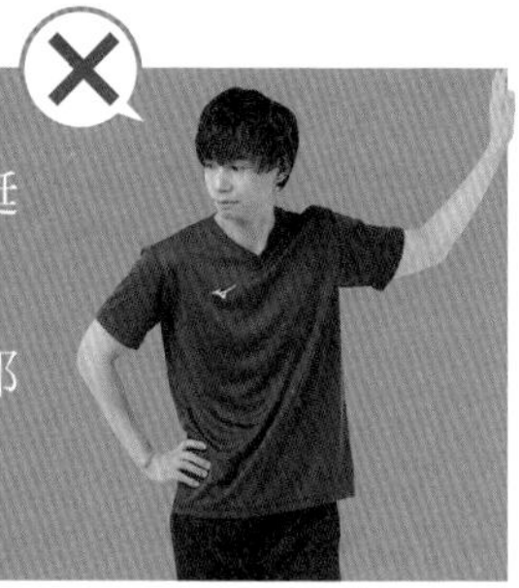

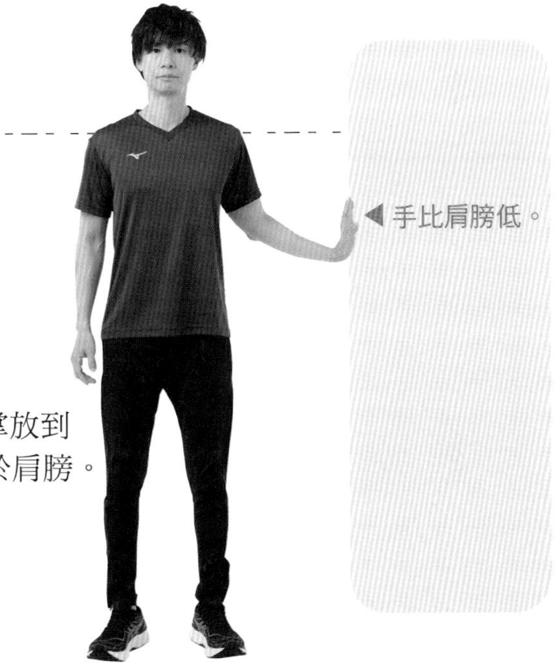

Step3

左手掌放到
牆上且低於肩膀。

1. 有人手腕較僵硬，當手掌靠在牆上時，手指朝上可能會痛，不妨改成讓手指朝下或打橫，來減輕身體的負擔。
2. 做這個動作時如果駝背，會擴展肩膀，而非胸部肌肉，導致無法改善姿勢。

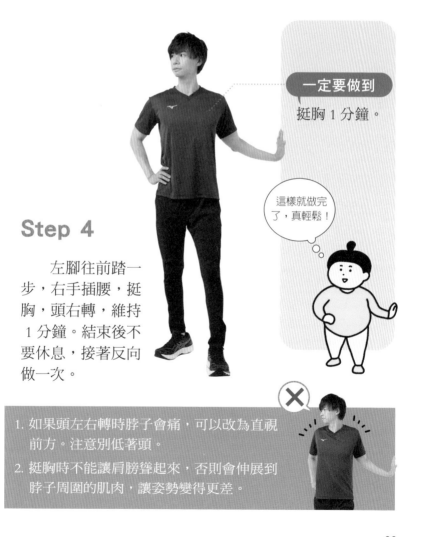

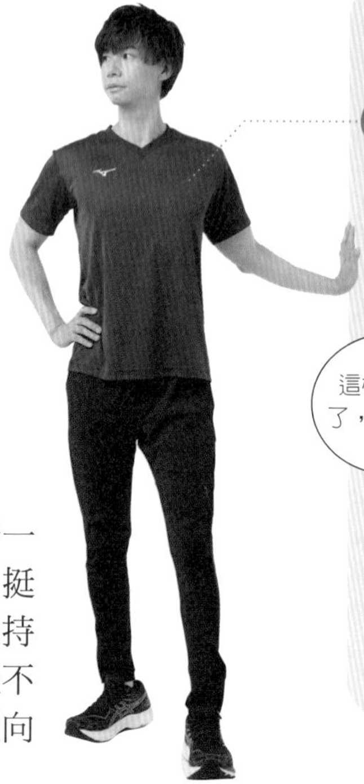

一定要做到

挺胸 1 分鐘。

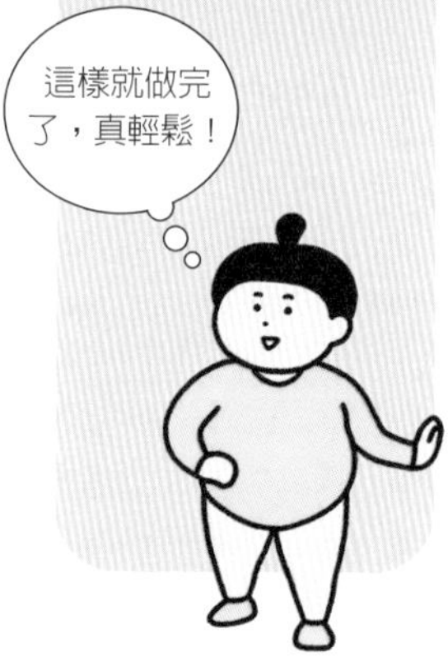

Step 4

左腳往前踏一步，右手插腰，挺胸，頭右轉，維持 1 分鐘。結束後不要休息，接著反向做一次。

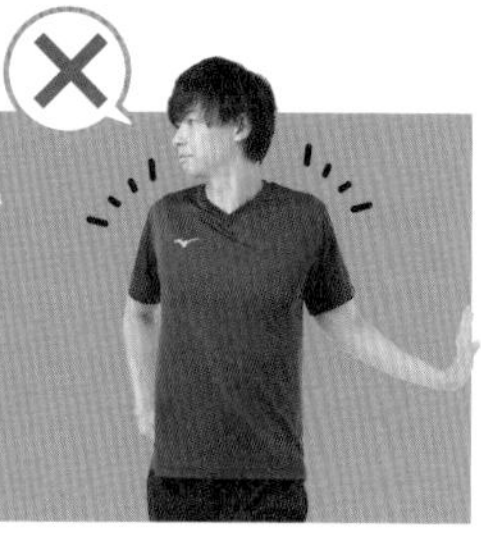

1. 如果頭左右轉時脖子會痛，可以改為直視前方。注意別低著頭。
2. 挺胸時不能讓肩膀聳起來，否則會伸展到脖子周圍的肌肉，讓姿勢變得更差。

第 2 天　一般運動（上半身）

2 組動作
各做
2 分鐘

坐著練出美姿勢

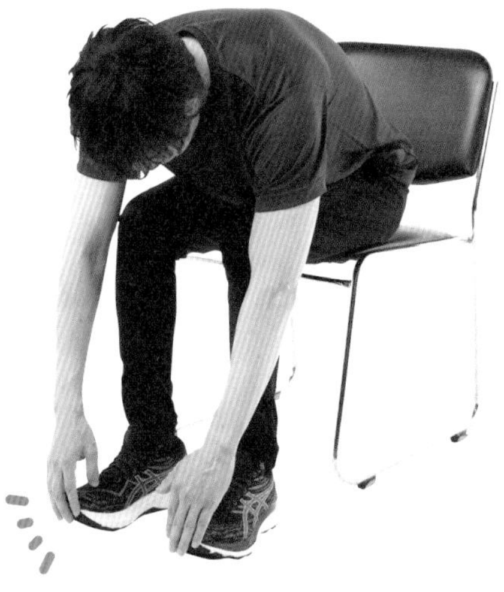

Step 1

坐在椅子上，
然後身體向前傾，
用手觸碰腳尖。

▶ 手要碰到腳尖。

做這個運動所使用的椅子，理想高度是當妳坐下時，膝蓋呈現 90 度。椅背可有可無。

Step 2

　　兩邊手肘往後抬，接著夾緊腋下並維持 5 秒以延展胸部肌肉。做這個動作時，上半身不要打直。

一定要做到

維持 5 秒。

▼ 將手肘往背後抬。

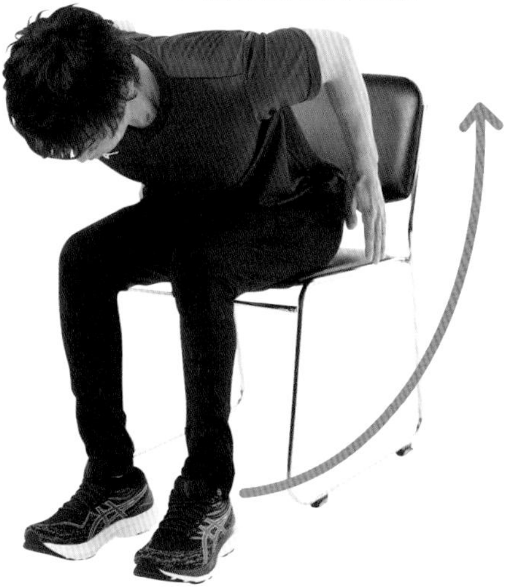

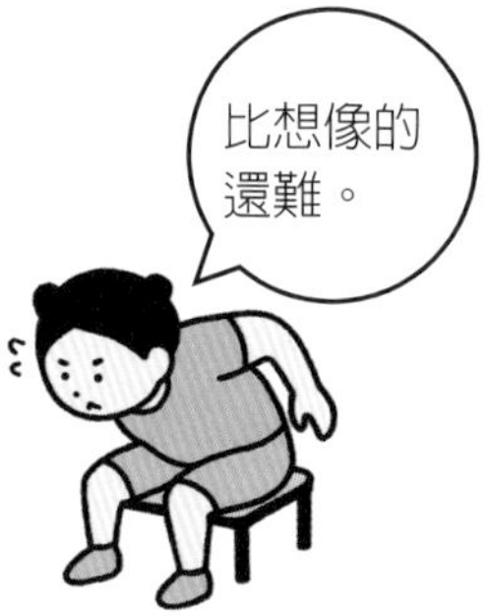

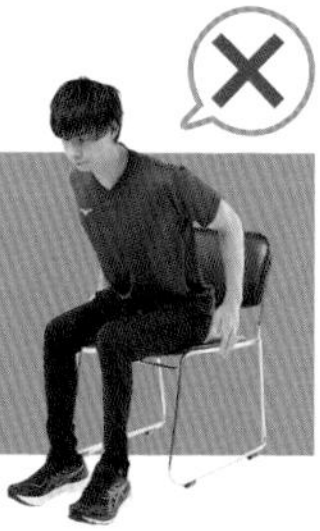

1.「維持 5 秒」時，最重要的是不要有其他動作。

2. 不需要坐直，否則無法刺激特定肌肉。

Step3

然後將雙手往後伸並維持 5 秒。

一定要做到

維持 5 秒。

▼ 雙手向後伸展。

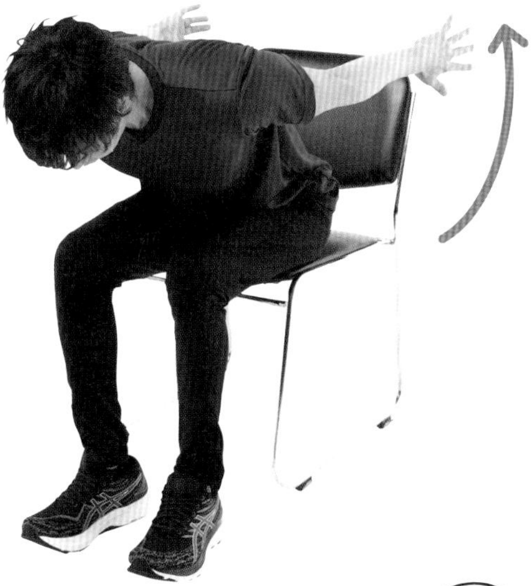

Step4

回到 Step2 姿勢。

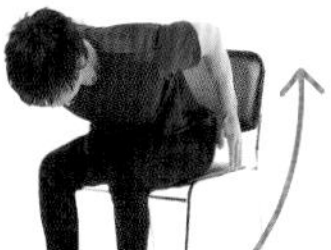

1. 只要有提到「維持 5 秒」，務必確實做到。有無維持 5 秒，運動效果會產生極大差異。建議搭配計時器執行。
2. 這個運動可以延展背部肌肉，讓姿勢更挺直，還能鍛鍊到上臂肌肉。

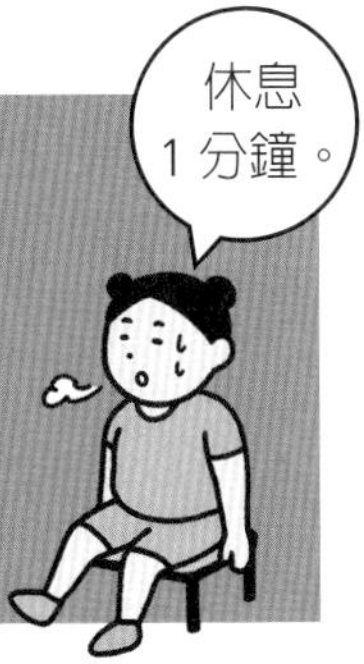

Step 5

夾緊腋下，手心朝下，雙手橫向延伸至最大限度，並維持 5 秒。接著回到 Step1。在 2 分鐘內重複 Step1 到 Step5。結束後休息 1 分鐘，接著再做 2 分鐘。

一定要做到

維持 5 秒。

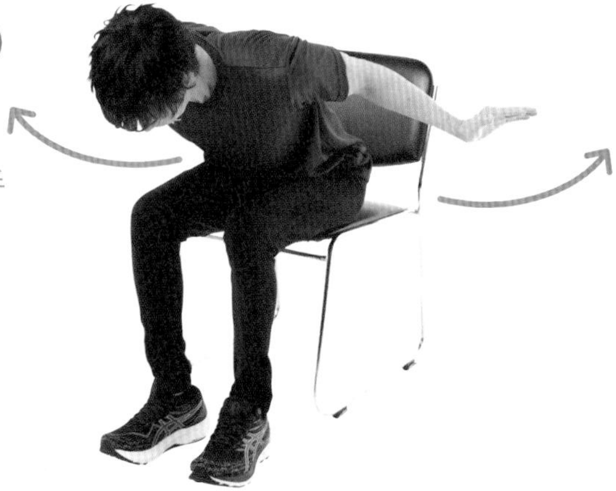

▶ 手心朝下，雙手橫向展開。

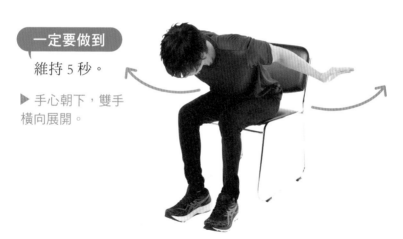

1. 做 Step5 時，要避免腋下從夾緊狀態下鬆開（如下圖）。
2. 如果中途覺得疲憊，動作幅度可以變小，但必須堅持做完。尤其最後的 30 秒是運動效果最佳時段，如果做到一半停下來，會很可惜。

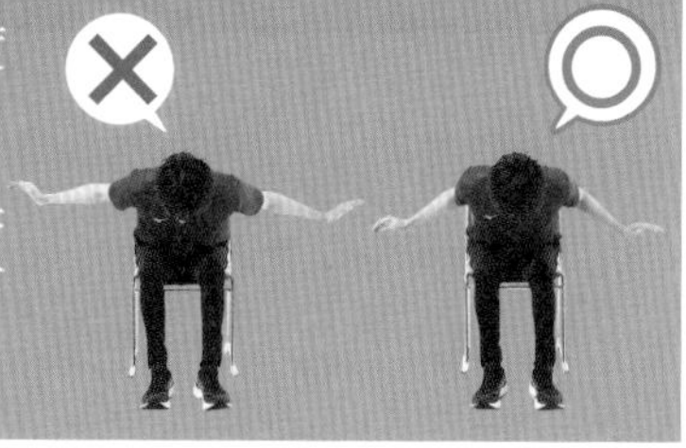

第3天　有氧運動

以時速
6 公里速度
走 10 分鐘

收腹健走

※ 最多走 30 分鐘。如遇到下雨天，
可換成踩階梯踏板提臀運動

▶ 左右擺動手臂

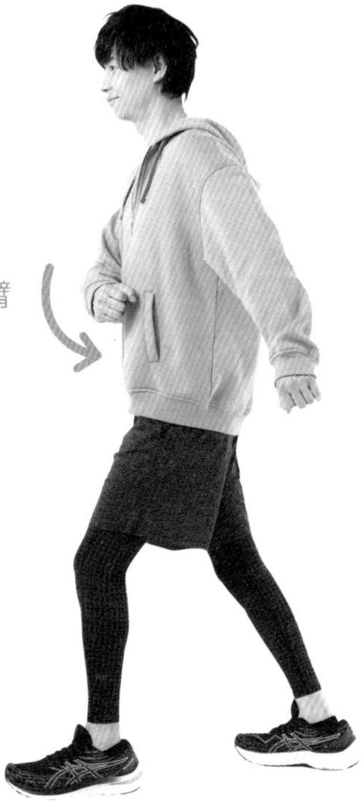

一定要做到

須以穩定速度健走，否則就只是普通的有氧運動。

走路時，請左右擺動手臂，步幅會比正常行走時要小。

1. 健走時，如果手臂擺動不夠大（如右圖），收腹效果就會打折扣。
2. 要想藉由走路提高代謝和獲得健身效果，需要維持一定的速度。而時速 6 公里（也就是 10 分鐘走約 1 公里），可以用來當成衡量的基準。

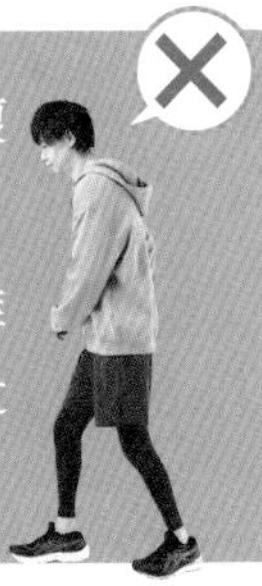

為了能更舒適的健走

1 使用 App 掌握走路速度

想藉由走路達到收腹效果，步行速度得維持在時速六公里。我們可以透過即時測得步行速度的 App 來掌握速度。

2 穿好鞋可以提升效果

只要合腳，走路時穿什麼鞋子都可以。但快走時，我建議大家選避震效果較好的慢跑鞋。

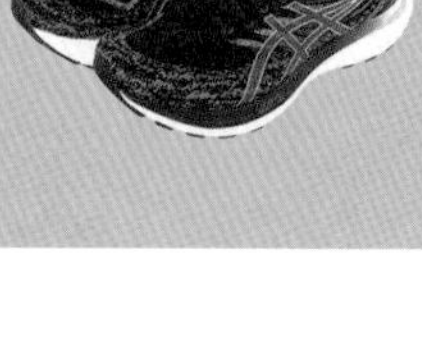

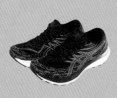

3 一定要左右擺動手臂

若邊走邊搖晃手臂，身體為了能直線前進，就會使用到腹部的肌肉，進而達到收腹效果。

不論身體狀態多好，有氧運動最多只能做三十分鐘。

因為當妳一疲累，手臂擺動的幅度就會變小。而且運動時間過長，還可能讓人飢餓，導致飲食過量。

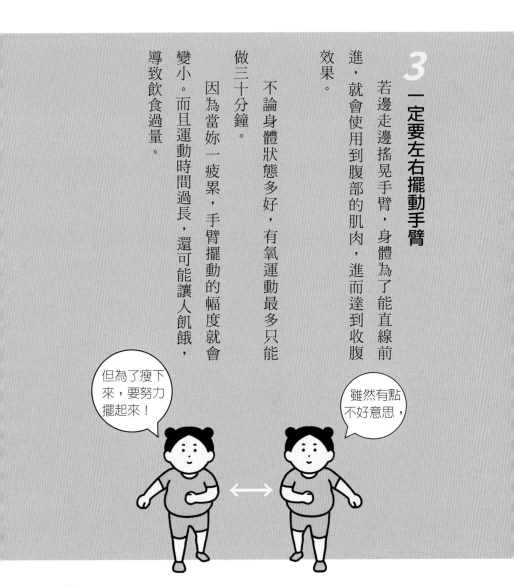

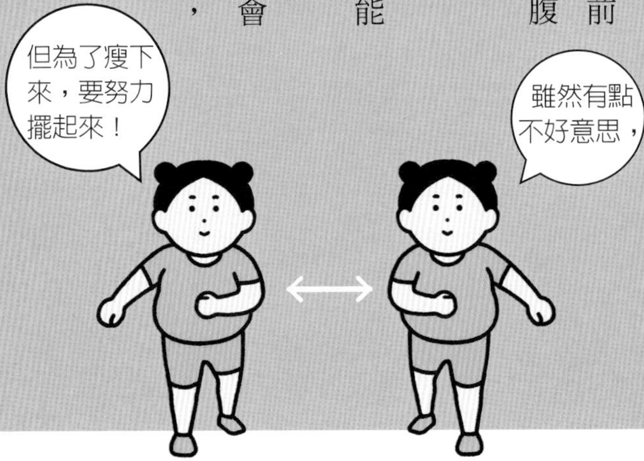
雖然有點不好意思，
但為了瘦下來，要努力擺起來！

第 4 天 伸展操

左右各做
2 分鐘

鎖骨超明顯伸展操

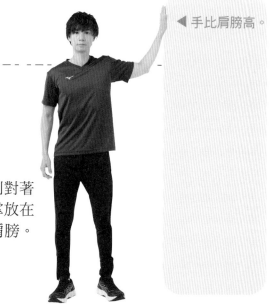

Step 1

身體左側對著牆壁，左手掌放在牆上且高於肩膀。

第 4 天和第 1 天做相同的伸展操。因為這個動作能改善姿勢，所以方案 A 中共出現 3 次。

Step 2

左腳往前踏一步，右手插腰，挺胸，頭右轉，維持 1 分鐘，接著反向做一次，做完後休息1分鐘。

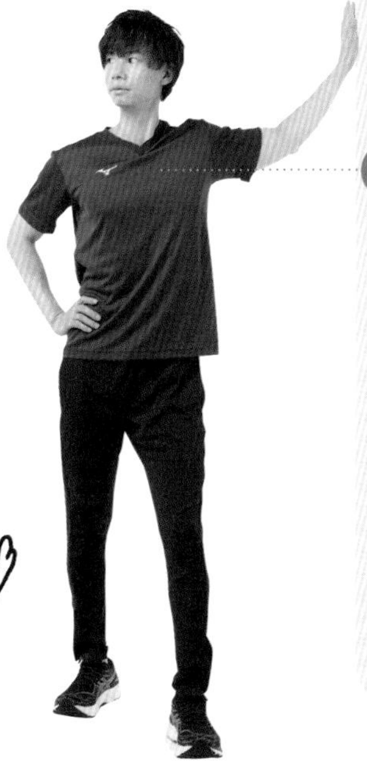

一定要做到

挺胸 1 分鐘。

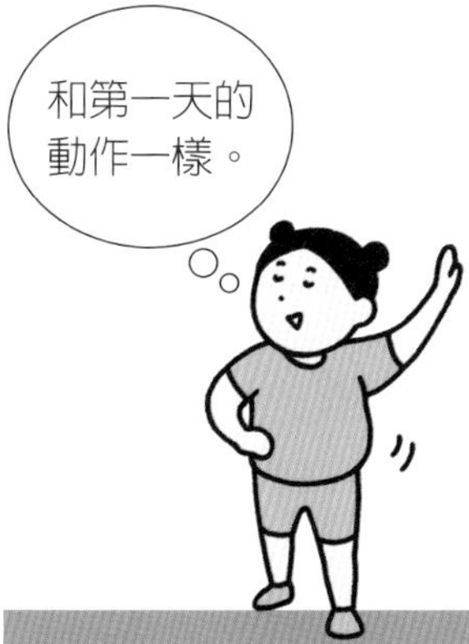

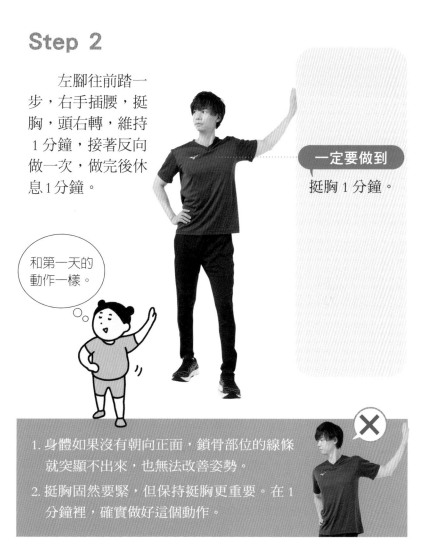

1. 身體如果沒有朝向正面，鎖骨部位的線條就突顯不出來，也無法改善姿勢。
2. 挺胸固然要緊，但保持挺胸更重要。在 1 分鐘裡，確實做好這個動作。

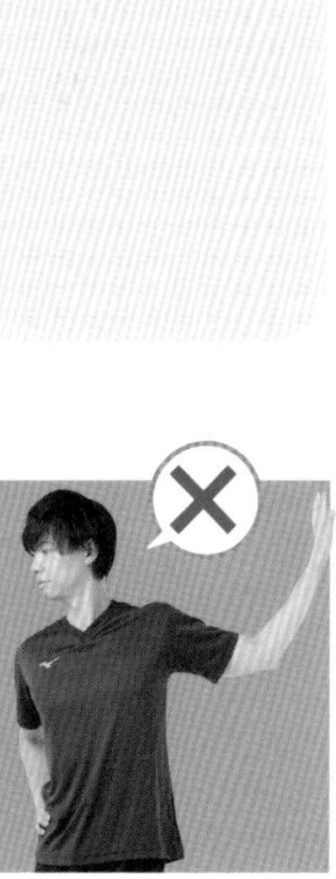

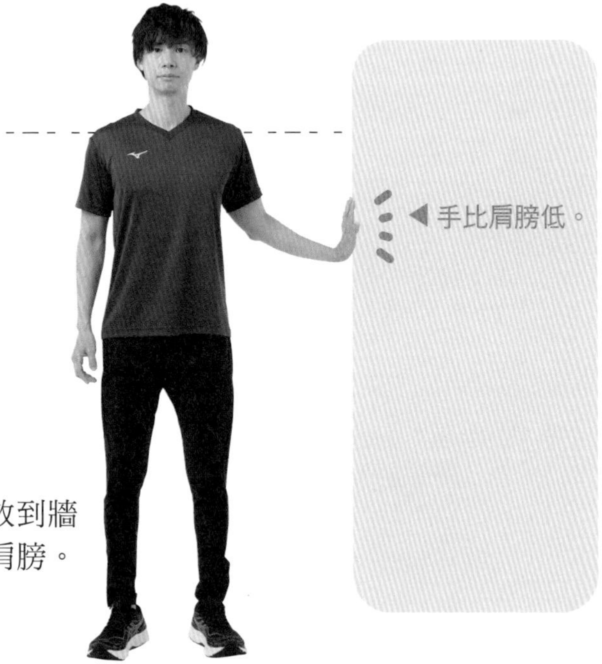

Step3

手掌放到牆上且低於肩膀。

雖說伸展操可以在任何時間做，但我建議在剛洗完澡或睡覺前，身體還暖暖的時候伸展身體會最理想。

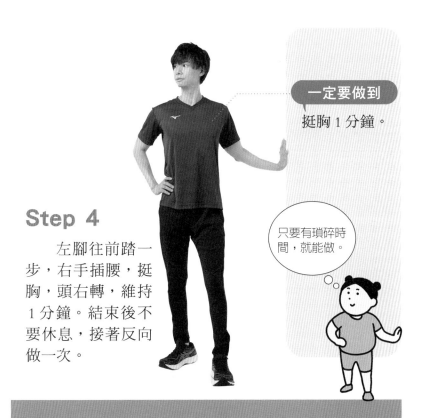

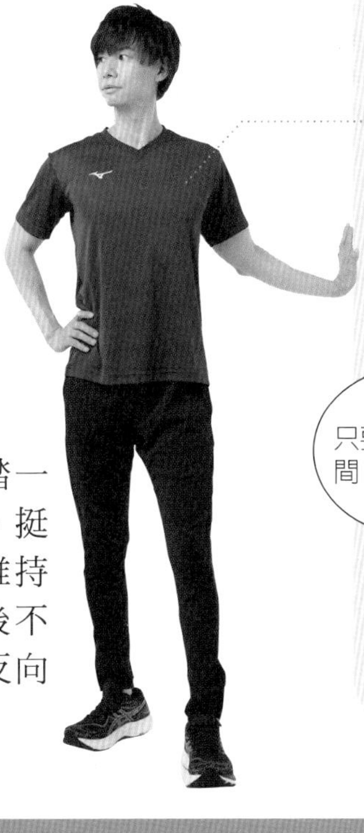

一定要做到

挺胸 1 分鐘。

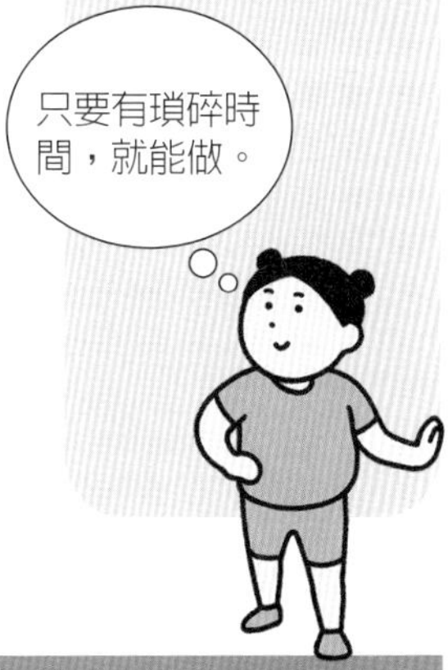

Step 4

左腳往前踏一步，右手插腰，挺胸，頭右轉，維持 1 分鐘。結束後不要休息，接著反向做一次。

1. 這個動作一定要持續 1 分鐘。伸展操的效果從開始進行後的 30 秒出現，1 分鐘後效果最明顯。
2. 書中介紹的動作耗費時間都很短，所以做的時候一定要全神貫注。

第 5 天　一般運動（下半身）

2 組動作
各做 2 分鐘

纖細美腿不是夢

Ready

四肢著地

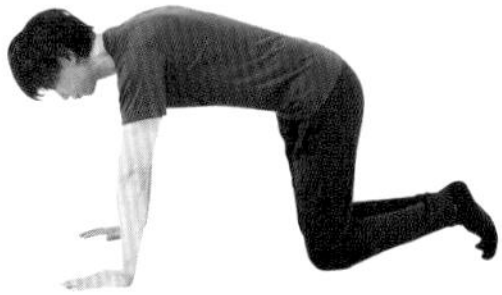

▼ 拱起背

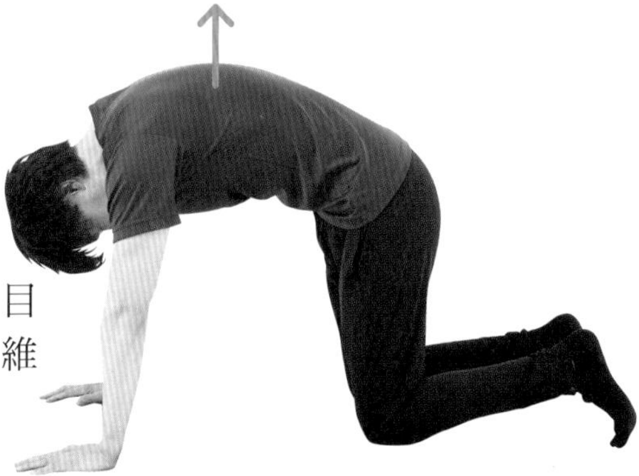

Step 1

拱起背部，目光停在肚臍上，維持這個姿勢。

這個運動不只能瘦腿，還可提臀及改善大腿內側橘皮組織（Cellulite，皮下脂肪堆積突出到真皮部，導致皮膚表面像橘子表皮一般凹凸不平）。

Step 2

　　左腳跟盡量靠近左側臀部。對身體較硬、很難讓腳跟靠近臀部的人來說，「我要做到這個姿勢」的想法，比什麼都重要。

▼ 讓腳跟靠近臀部。

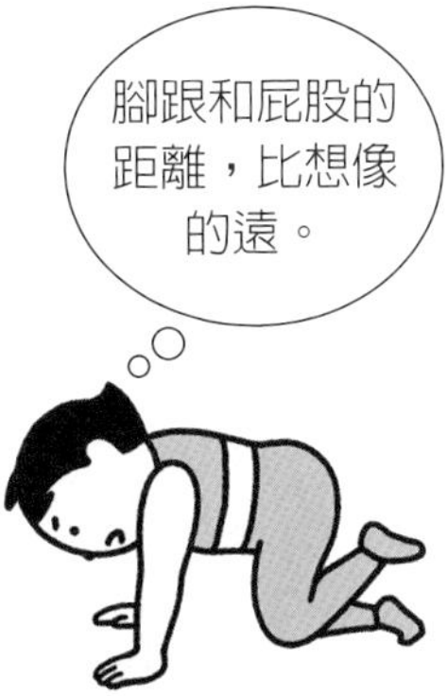

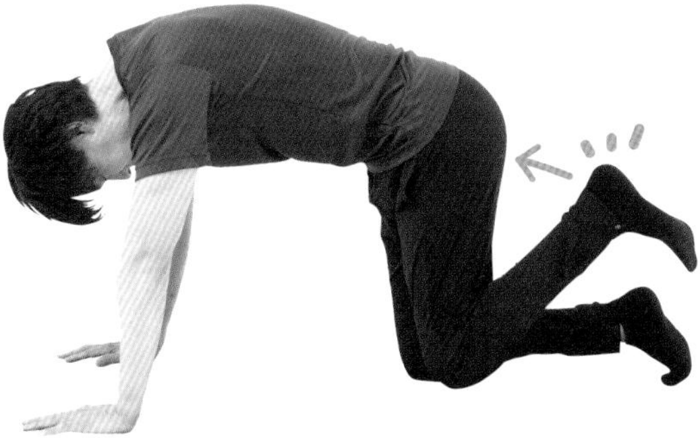

1. 腳跟和臀部的距離太遠（如右圖），就達不到預期的瘦腿效果。重點是盡量讓腳跟靠近臀部。
2. 這個運動會使用軸足那側的臀部肌肉，若腿部沒動到的那側臀部感到些許不適，不要在意。

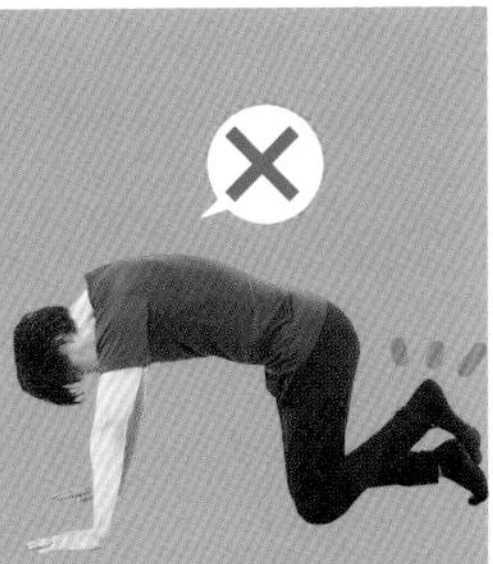

Step3

維持 Step2，然後盡可能將左膝抬高至極限，接著維持5秒。此時背部仍呈現拱狀。

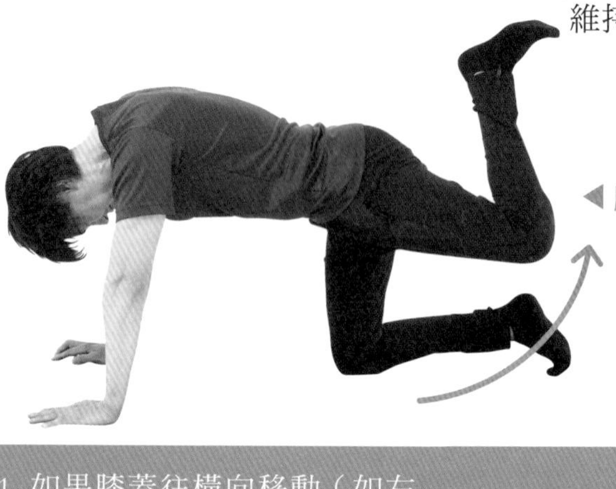

1. 如果膝蓋往橫向移動（如右圖），會讓瘦腿的效果大打折扣。
2. 若膝蓋提得太高，會導致腰部下彎。重點是背部保持拱狀，然後在身體能承受的範圍內，盡可能抬高膝蓋。

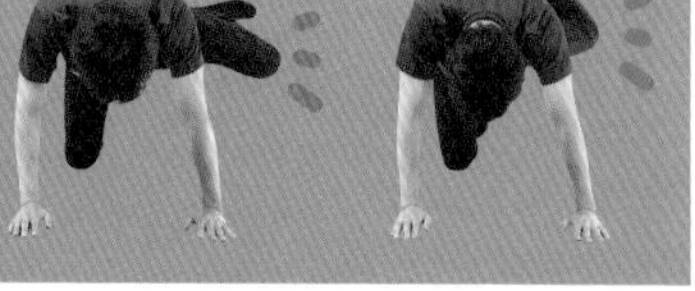

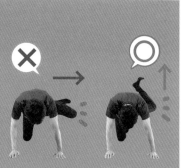

Step 4

左膝碰地，回到 Step3，維持 5 秒。1 分鐘內重複做 Step3 至 Step4。接著換右腿做一次。結束後休息 1 分鐘，兩腳都做完後，再做一次這組動作。

▼ 膝蓋回到地上，接著往上抬，1 分鐘內重複 Step3 至 Step4。

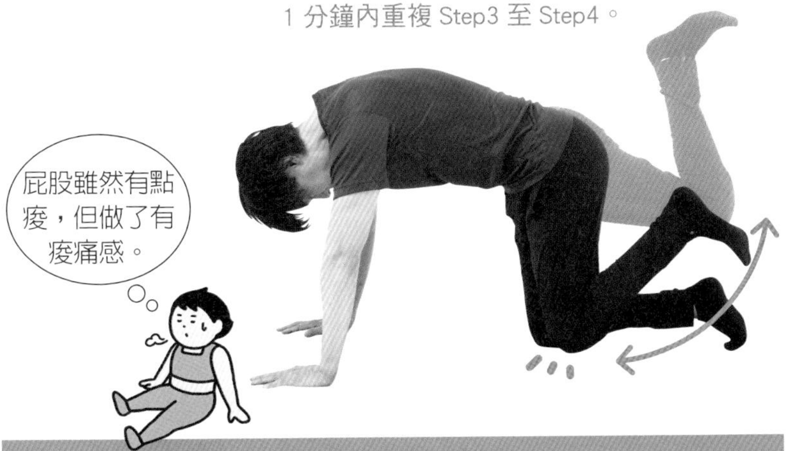

1.「左腳做完換右腳，然後休息 1 分鐘」為一組動作。左右腳都做完後，不論是否還有體力，都要休息喘口氣。
2. 目光要盯著肚臍看。過程中若姿勢跑掉，通常和視線從肚臍移開有關。

第 6 天 有氧運動

左右各
做 5 分鐘

踩階梯踏板提臀運動

※ 可以多做，但最多不超過 30 分鐘。

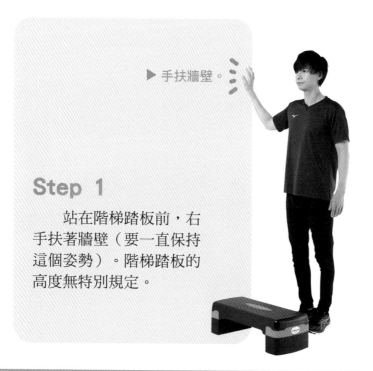

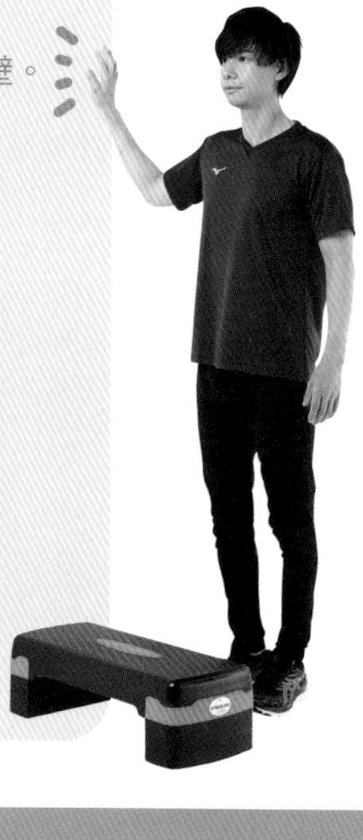

Step 1

站在階梯踏板前，右手扶著牆壁（要一直保持這個姿勢）。階梯踏板的高度無特別規定。

雖然階梯踏板的高度越高，提臀效果越好，但若高度過高，會破壞身體的平衡，重點是要配合身體狀況設定高度。

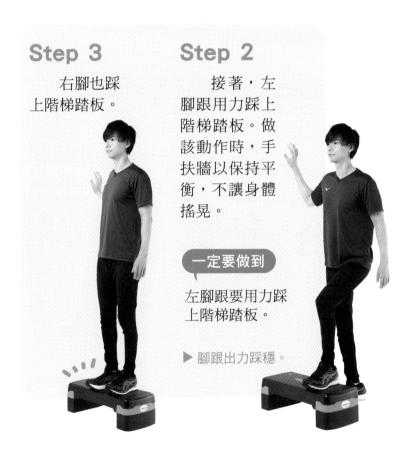

Step 2

接著，左腳跟用力踩上階梯踏板。做該動作時，手扶牆以保持平衡，不讓身體搖晃。

一定要做到

左腳跟要用力踩上階梯踏板。

▶ 腳跟出力踩穩。

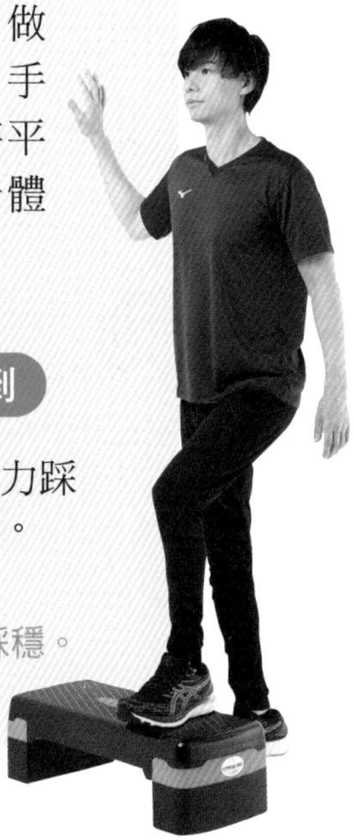

Step 3

右腳也踩上階梯踏板。

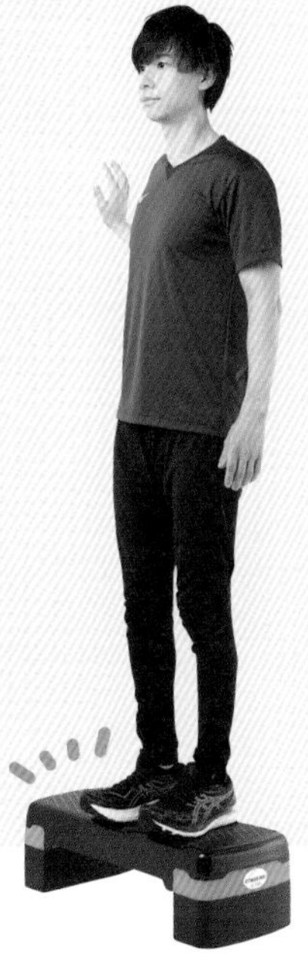

Step 4

　　左腳先從階梯踏板下來，然後是右腳。5 分鐘內重複 Step1 到 Step4。接著換左手扶牆，右腳先踏上階梯踏板，下來時右腳先下，重複相同的動作5分鐘。

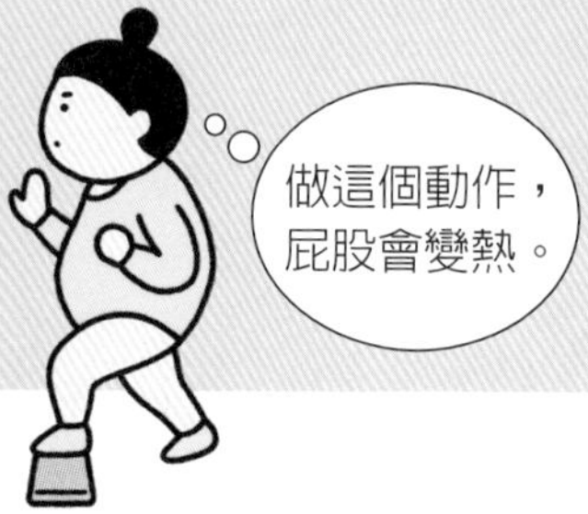

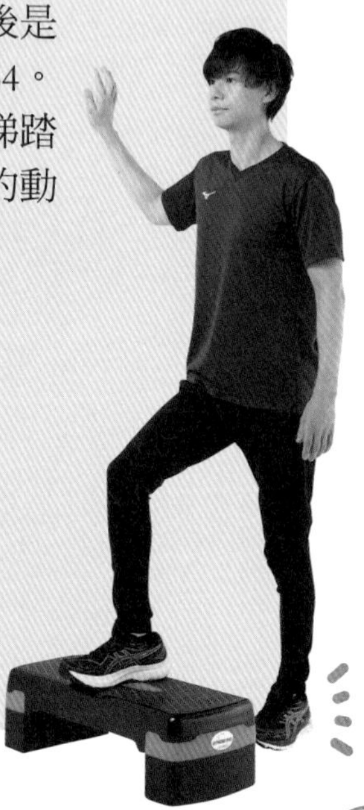

1. 腳跟要用力踩在踏板上，否則就鍛鍊不到臀部肌肉。
2. 左右兩邊的動作請在同一個時段內進行，否則只會提臀其中一側。

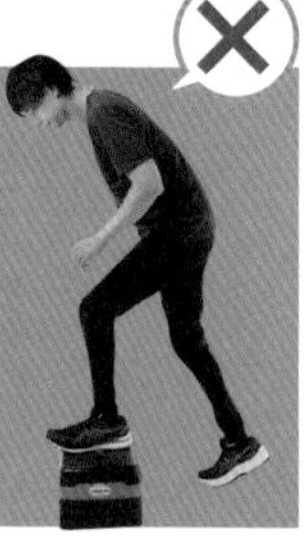

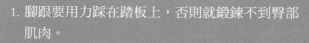

第7天　伸展操

左右各做
2分鐘

鎖骨超明顯伸展操

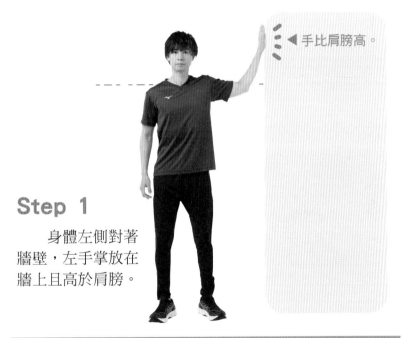

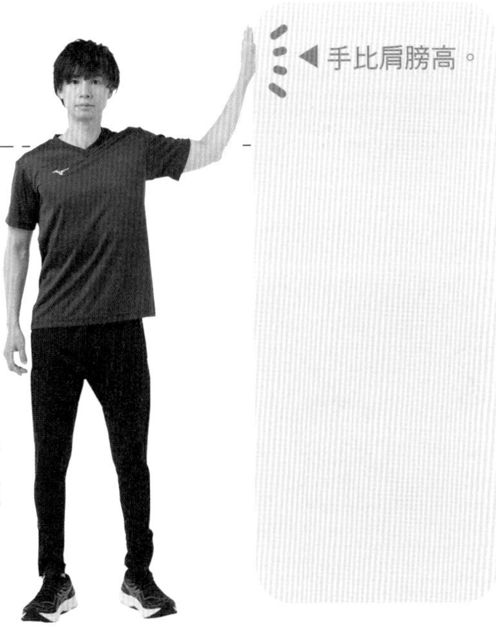

Step 1

身體左側對著牆壁，左手掌放在牆上且高於肩膀。

第7天的運動和第1及第4天一樣。做伸展操時若屏住呼吸，肌肉會變硬而不容易擴展，做伸展操時，要留意自己的呼吸。

Step 2

左腳往前踏一步，右手插腰，挺胸，頭右轉，維持 1 分鐘，接著反向做一次，做完後休息 1 分鐘。

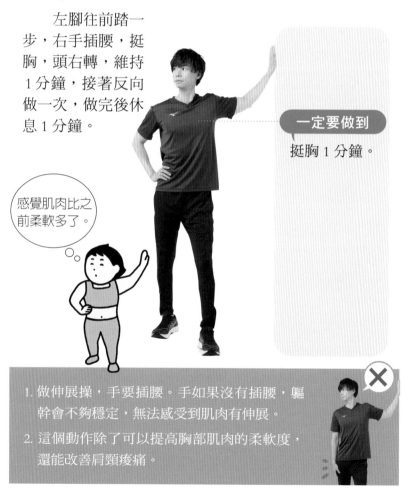

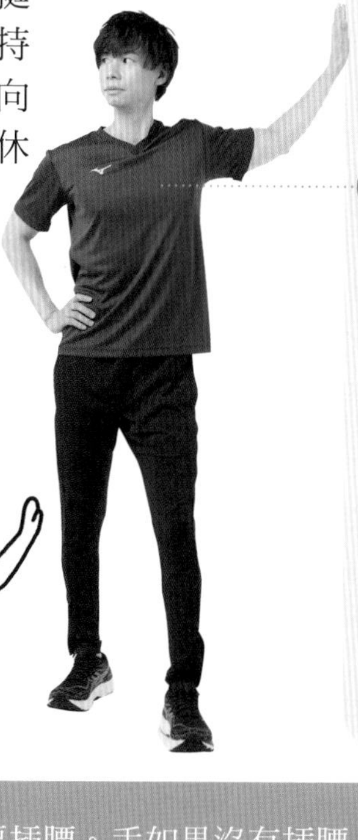

一定要做到

挺胸 1 分鐘。

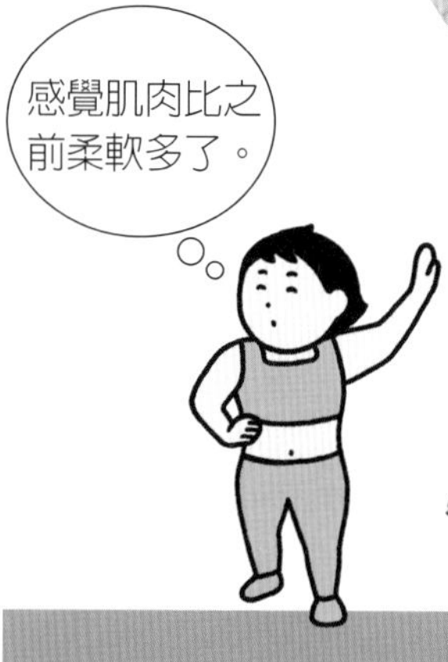

1. 做伸展操，手要插腰。手如果沒有插腰，軀幹會不夠穩定，無法感受到肌肉有伸展。
2. 這個動作除了可以提高胸部肌肉的柔軟度，還能改善肩頸痠痛。

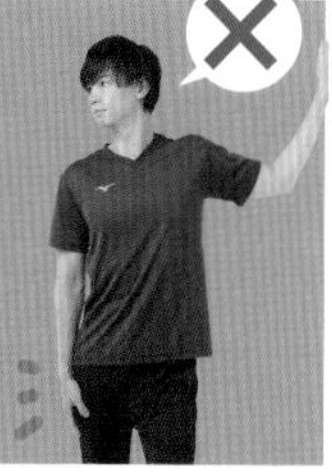

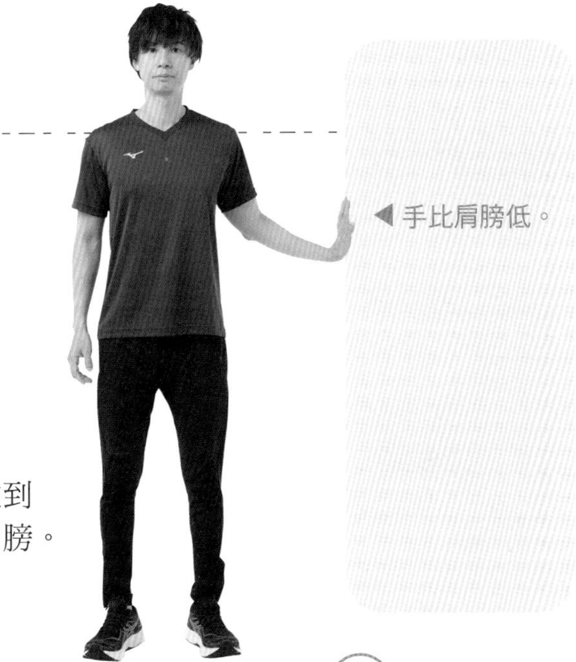

Step3

左手掌放到牆上且低於肩膀。

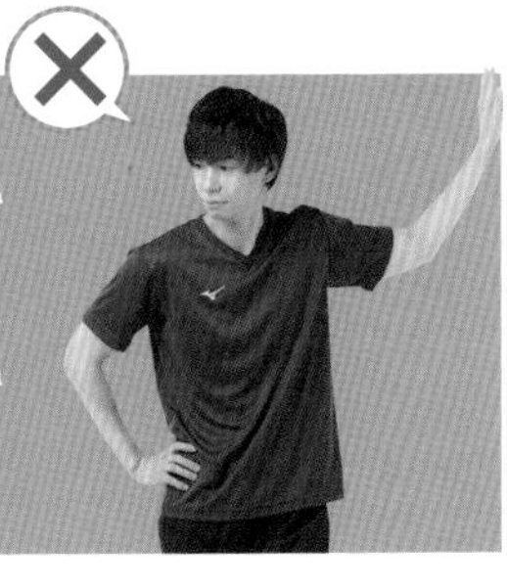

1. 做的時候往下看，就很難舒展胸部肌肉。所以記得挺胸，目光直視前方。
2. 到了第 7 天，最能改善姿勢的伸展操已做 3 次。相信妳的姿勢比第 1 天好許多。

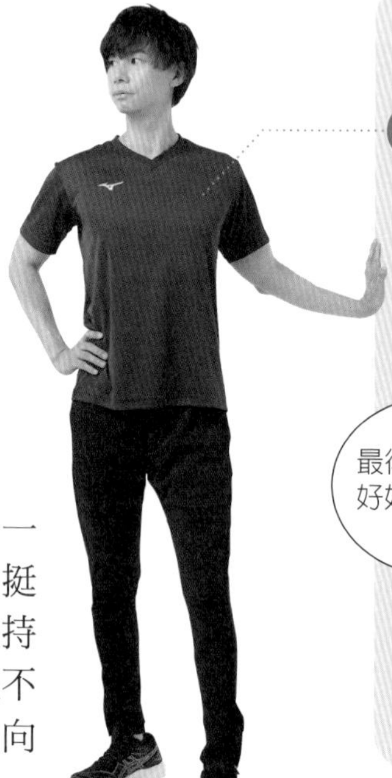

一定要做到

挺胸 1 分鐘。

Step 4

左腳往前踏一步，右手插腰，挺胸，頭右轉，維持 1 分鐘。結束後不要休息，接著反向做一次。

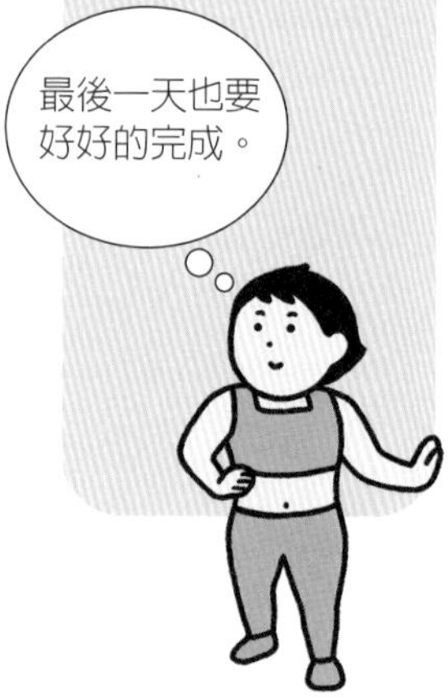

方案 A 到這裡就完成了，隔天早上記得拍全身照，比較第 1 天和第 7 天的自己有什麼變化。

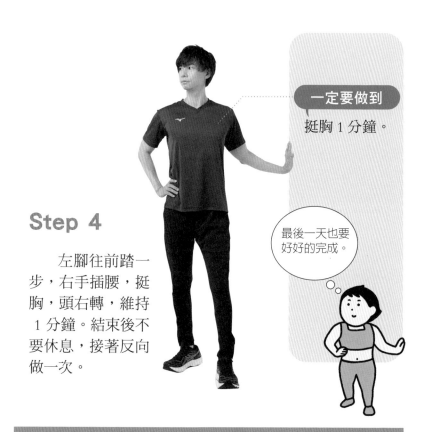

案例分享一

肚子周圍的肉肉一週不見

我覺得方案A的運動簡單又好記。每做完一組動作後，我都會想：「既然都做了，那麼再多做一會兒吧！」

我第一次挑戰方案A，是在某次生理期前和生理期中。

事實上，每次生理期之前，我都會因水腫而胖一、兩公斤，初次挑戰後雖然體重只少了一點點，但看了照片（見下頁圖），我發現不只肚子周圍的肥肉明顯減少，連背部也變緊實，這讓我非常開心。

我認為拍對比照片，對於堅持運動很有幫助。

▶ 讀者資訊　**小幸**

33 歲，159 公分

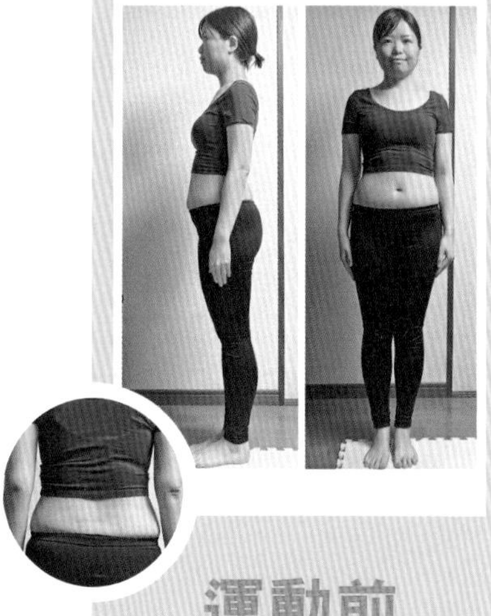

運動前

56.8kg

體脂率
30.9%

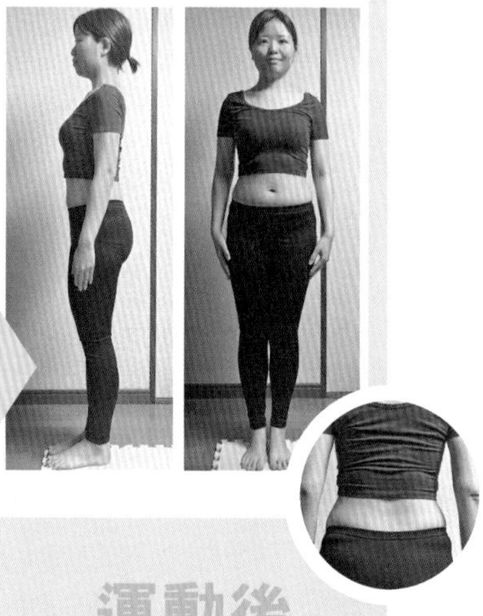

運動後

56.45kg

體脂率
30.3%

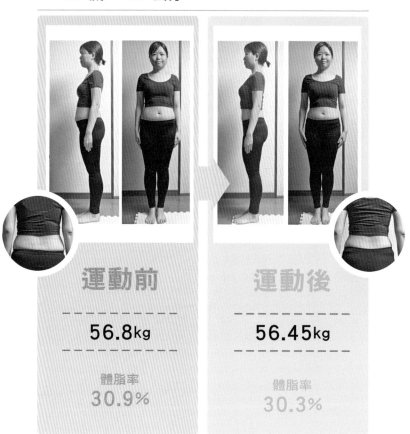

案例分享二

我快六十歲，也能輕鬆做到

雖然想讓體態變得更好看，但網路上太多相關資訊，反而讓我不知道該從哪裡開始才好。

後來，我輾轉得知神瘦運動並開始嘗試。方案A的伸展操做起來很舒服，讓人想一直做下去。一般運動和有氧運動也會動到全身，執行起來很有感。雖然只有七天，但我覺得自己的姿勢和外表都變好了（見下頁圖）。

不誇張的說，這次經驗讓我對自己未來仍有改變的可能性，充滿了希望。

讀者資訊 Maemae

59 歲，158 公分

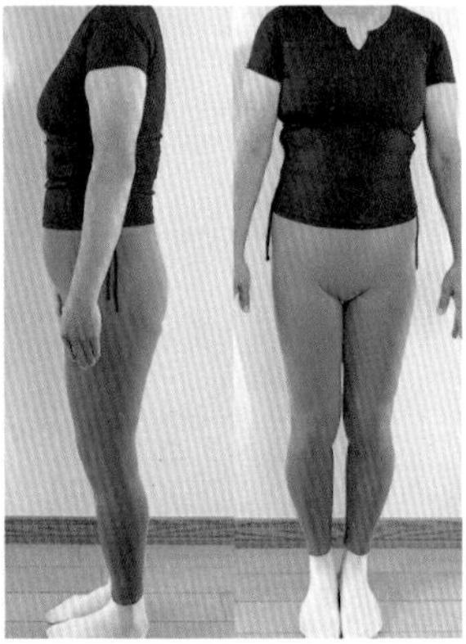

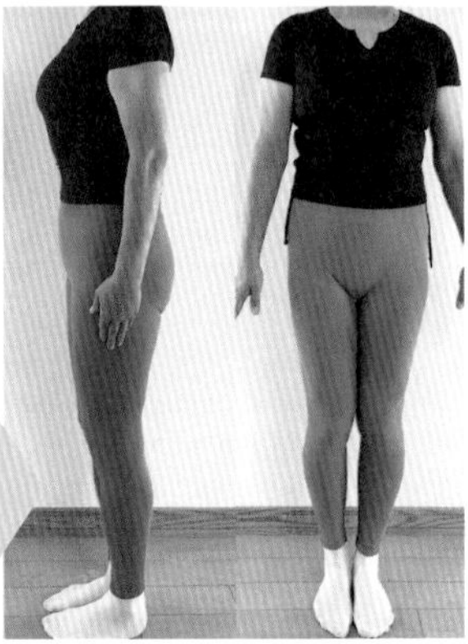

運動前	運動後
55.6kg	53.5kg
體脂率 28.1%	體脂率 25.5%

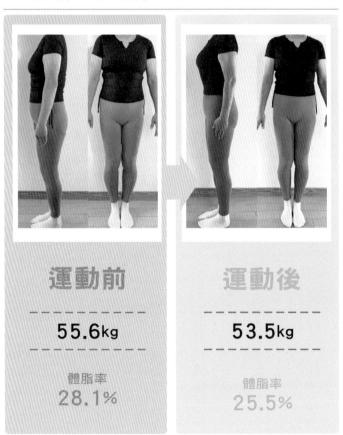

5

方案B：每天多兩個動作，小腹縮回去

方案B雖然較辛苦，但能立刻看到效果，所以很適合想在短時間內看見身材出現變化的人。事前準備好以下物品，瘦身更順利：

- 計時器。
- 毛巾。
- 慢跑鞋。
- 瑜伽墊。

第 1 天

約 8 分鐘

伸展操

左右各做 2 分鐘

鎖骨超明顯伸展操

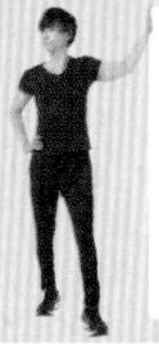

左右各做 1 分鐘

背部伸展操

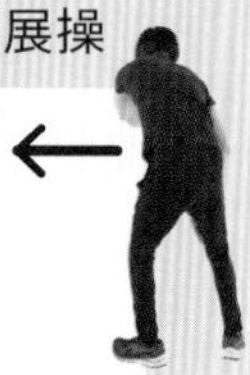

左右各做 1 分鐘

細腿伸展操

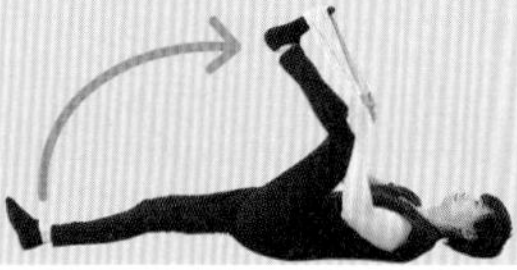

第 2 天

約 10 分鐘

一般運動
（上半身）

2 分鐘 ×2 組動作
（中間休息 1 分鐘）

躺出肌力

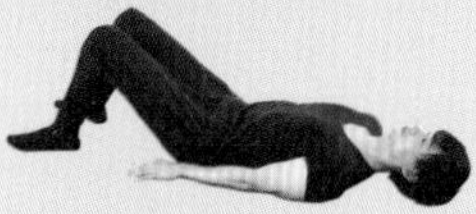

2 分鐘 ×2 組動作
（中間休息 1 分鐘）

趴著也能美背

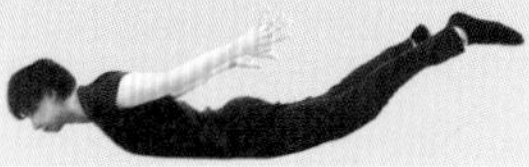

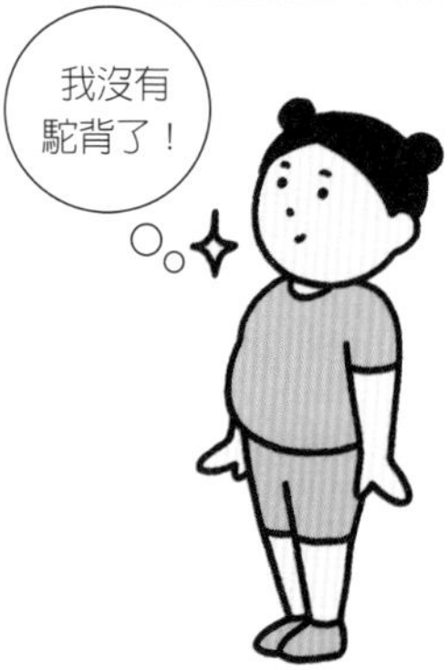

第 3 天

約 10 分鐘

有氧運動

以時速 6 公里速度健走 10 分鐘（最多走 30 分鐘）

提臂健走

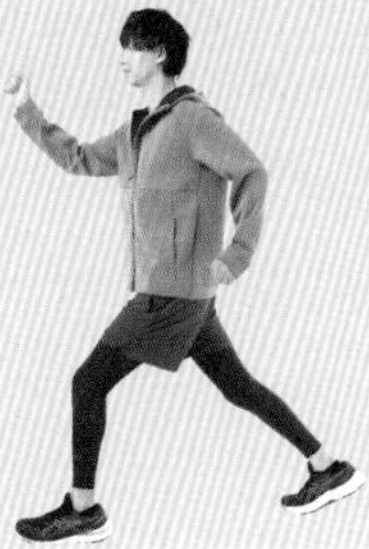

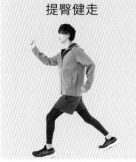

※ 如遇到雨天，可換成波比跳。

第 4 天

約 8 分鐘

伸展操

左右各做 2 分鐘

鎖骨超明顯伸展操

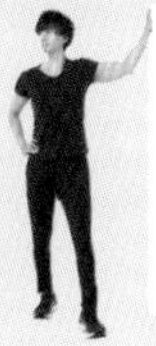

左右各做 1 分鐘

背部伸展操

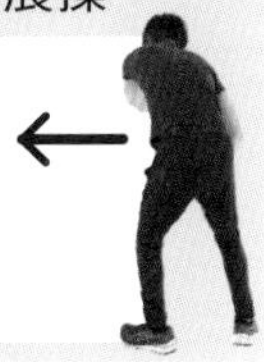

左右各做 1 分鐘

細腿伸展操

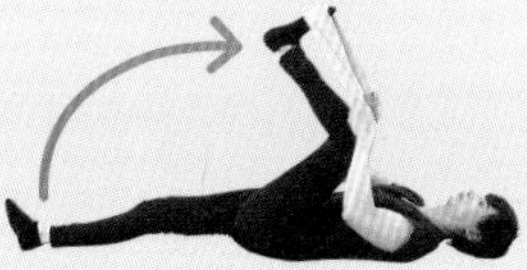

第 5 天

約 10 分鐘

一般運動
（下半身）

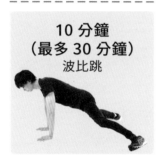

2 分鐘 ×2 組動作
（中間休息 1 分鐘）
纖細美腿進階版

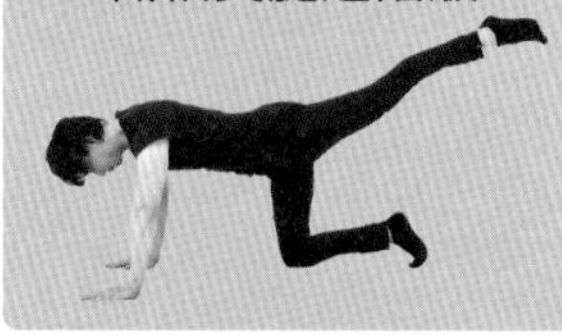

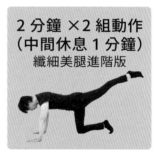

左右各做 1 分鐘 ×2
（中間休息 1 分鐘）
終結鬆垮大腿內側

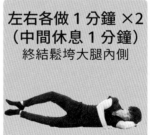

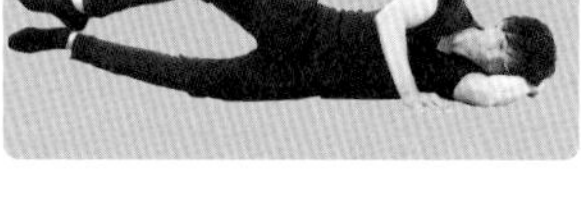

第 6 天

約 10 分鐘

有氧運動

10 分鐘
（最多 30 分鐘）
波比跳

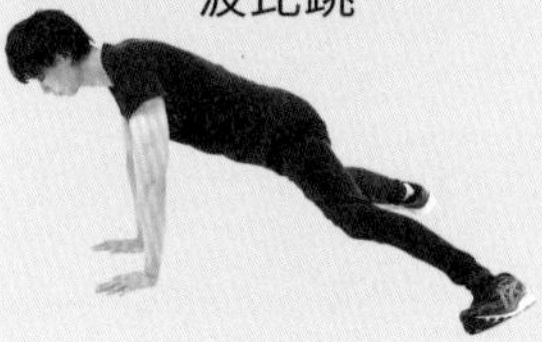

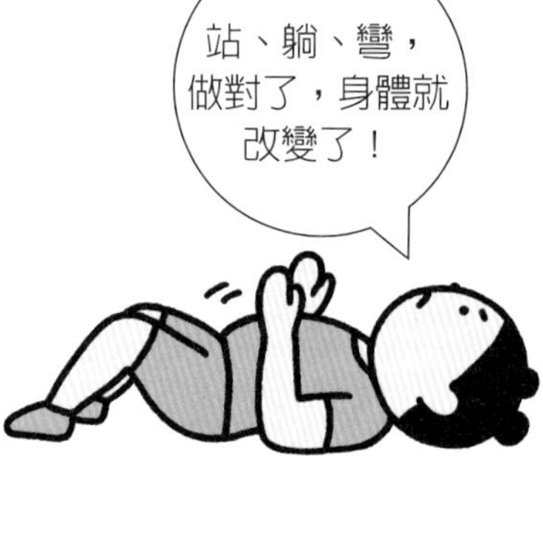

第7天

約10分鐘

一般運動
（上半身）

2分鐘 ×2組動作
（中間休息1分鐘）
躺出肌力

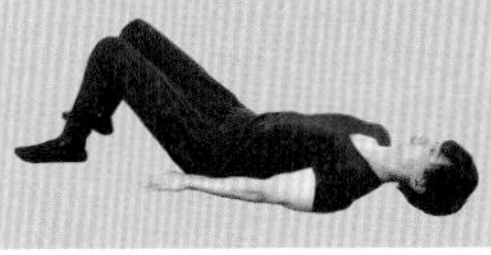

2分鐘 ×2組動作
（中間休息1分鐘）
趴著也能美背

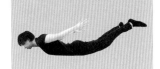

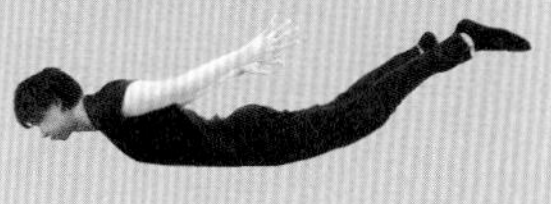

方案A中的第一、四、七天，和方案B中的第一、四天，都執行鎖骨超明顯伸展操。做的動作雖然一樣，但我在不同天數中，會提示不同的注意事項，請各位讀者在做伸展操時，要特別留意。

第 1 天　伸展操

左右各做 2 分鐘

鎖骨超明顯伸展操

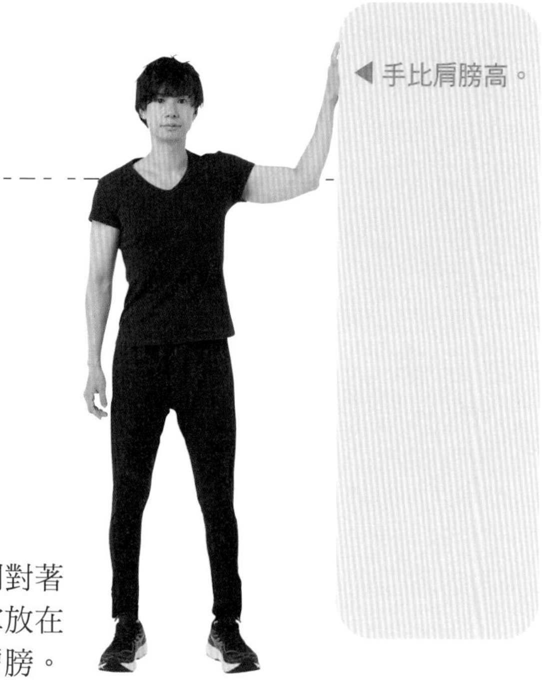

Step 1

身體左側對著牆壁，左手掌放在牆上且高於肩膀。

方案 B 的第 1 天，要伸展胸部、背部以及腿。這些動作不只能改善妳的姿勢，還能提升神瘦運動的整體效果。

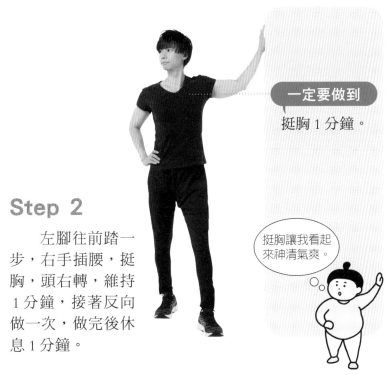

一定要做到

挺胸 1 分鐘。

Step 2

左腳往前踏一步，右手插腰，挺胸，頭右轉，維持 1 分鐘，接著反向做一次，做完後休息 1 分鐘。

1. 把腳往前踏出一步時，一定要挺胸，不能像右圖一樣。因為真的很重要，所以這裡再提醒一次。
2. 挺胸時，如果能感受「確實伸展胸部周圍肌肉」，就表示達到該運動的目的。

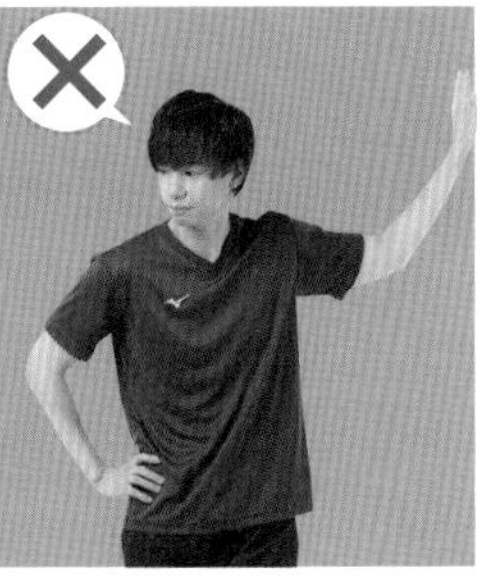

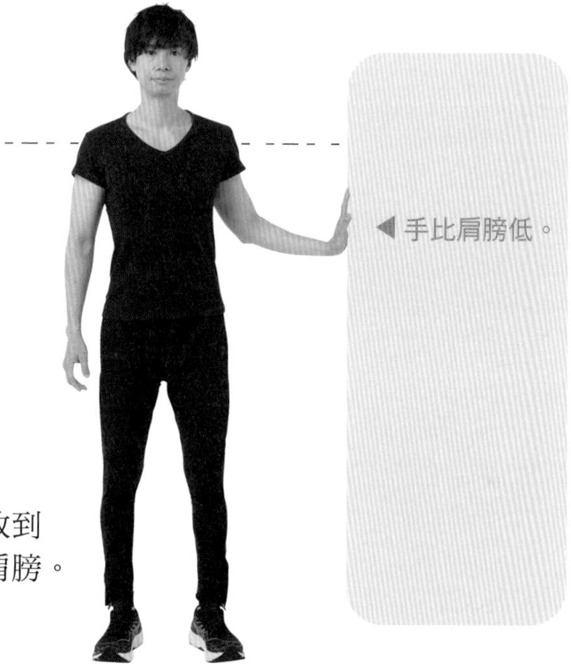

Step3

左手掌放到
牆上且低於肩膀。

1. 扶著牆壁可以穩定身體，提高伸展操的效果，對身體硬梆梆的人尤其有效。
2. 雖然世上有許多不同的伸展操，但鎖骨超明顯伸展操保證可以大幅改善妳的姿勢。

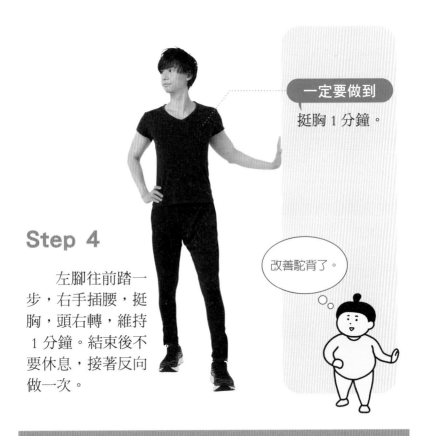

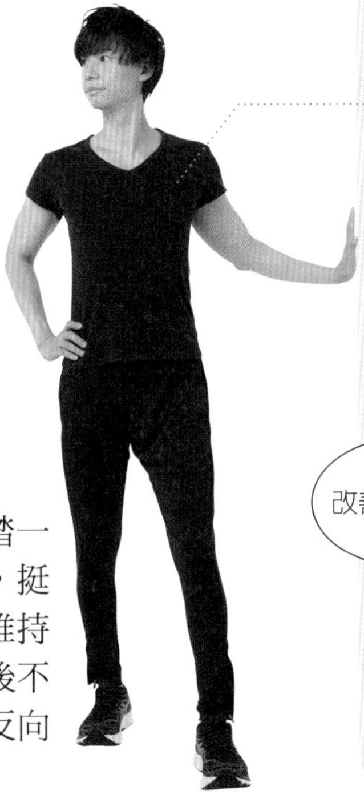

一定要做到

挺胸 1 分鐘。

Step 4

左腳往前踏一步，右手插腰，挺胸，頭右轉，維持 1 分鐘。結束後不要休息，接著反向做一次。

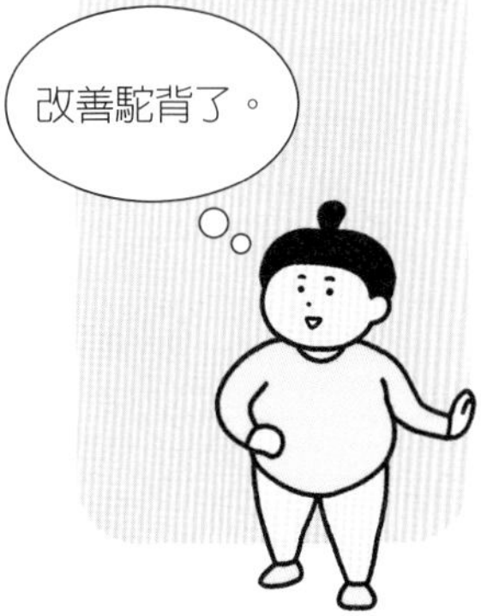

不論是誰，只要這個伸展操，都能擴展胸部肌肉。

左右各做
1 分鐘

背部伸展操

Step 1

站在牆的邊緣前（或拉門、柱子前），左手抓住牆壁邊緣，左手的位置要比肩膀低，手背朝向身體這一側。拱起背部使其成圓弧形。

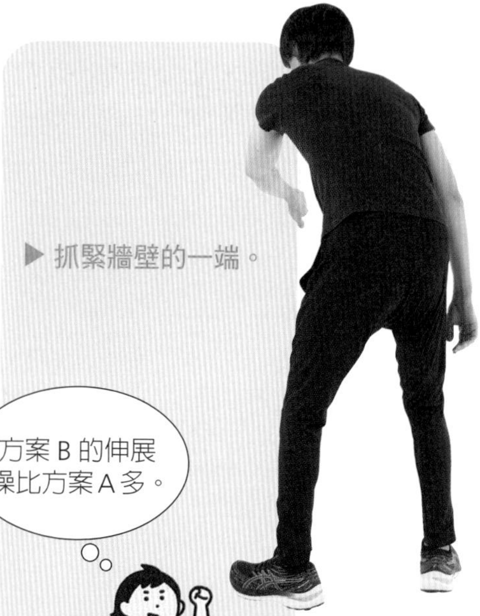

▶ 抓緊牆壁的一端。

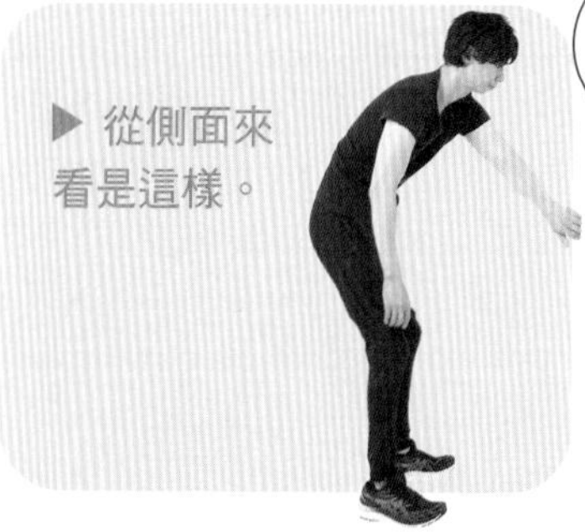

▶ 從側面來看是這樣。

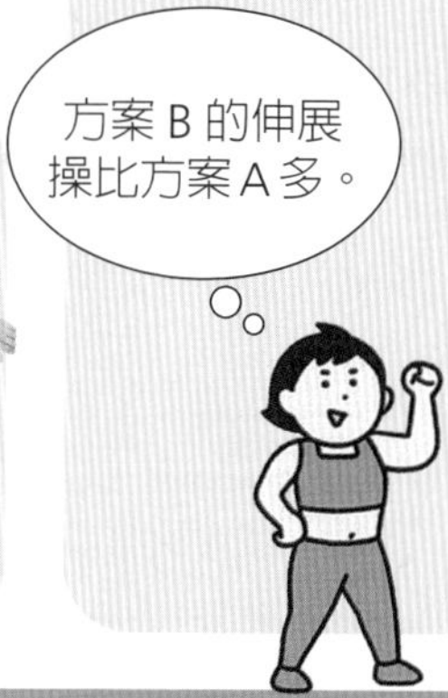

這是方案 B 第 1 天要做的第 2 個伸展操。只要能提高背部的柔軟度，就能進一步改善姿勢。

Step 2

把右手放在右大腿內側，保持背部拱起，身體往左移動。維持 1 分鐘，然後換成用右手抓住牆壁，左手放在左大腿內側，反向做一次，一樣維持1分鐘。

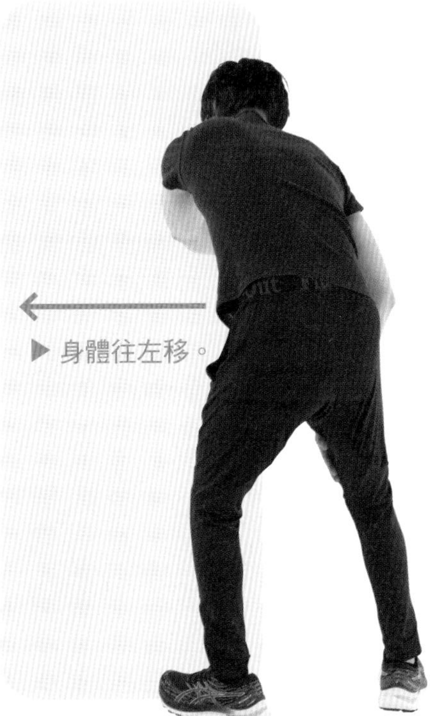

一定要做到

盡量拱起背部。

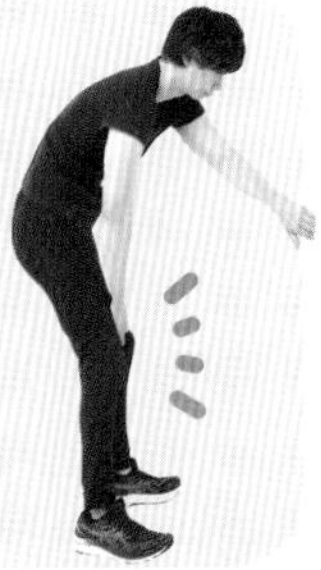

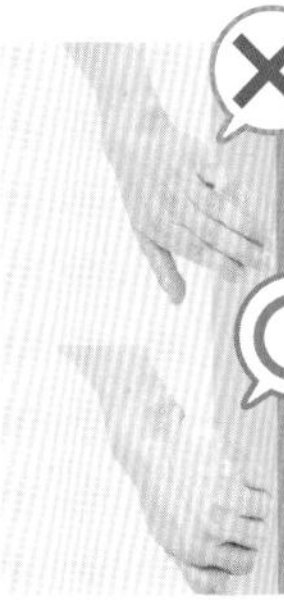

1. 做 Step1 時，如果手沒抓緊牆壁邊緣，身體就不容易保持穩定，如此一來，移動上半身時，也看不見效果。
2. 單做這個伸展操能得到的效果並不明顯。但搭配神瘦運動中其他運動，就能發揮加乘效果。

左右各做
1 分鐘

細腿伸展操

Step 1

躺在瑜伽墊上，然後將毛巾放在左腳腳尖上，兩手抓住毛巾兩端。

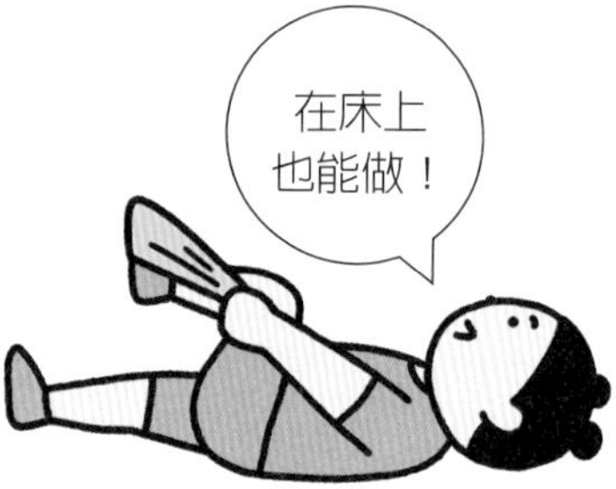

▼ 把毛巾放在腳尖上。

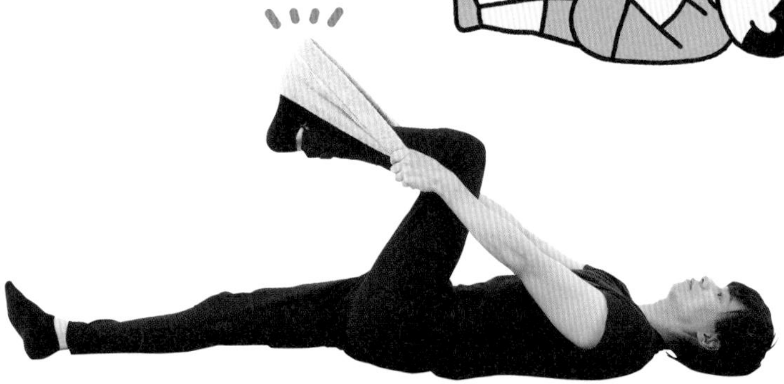

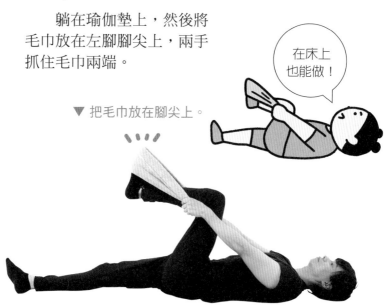

把腳抬高，有助於改善小腿的浮腫。

Step 2

　　稍微彎曲左膝，將左腳跟提到臀部正上方。當妳感到大腿內側和小腿肌肉有拉伸感後，維持這個姿勢1分鐘，然後換右腳做一次。

▼ 身體僵硬的人，
可以彎起膝蓋。

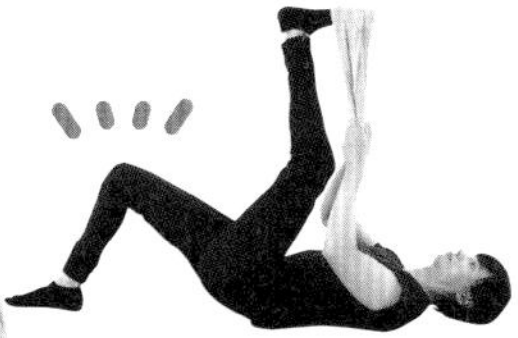

一定要做到

拉伸1分鐘。

▶ 腳跟提高至
臀部的正上方。

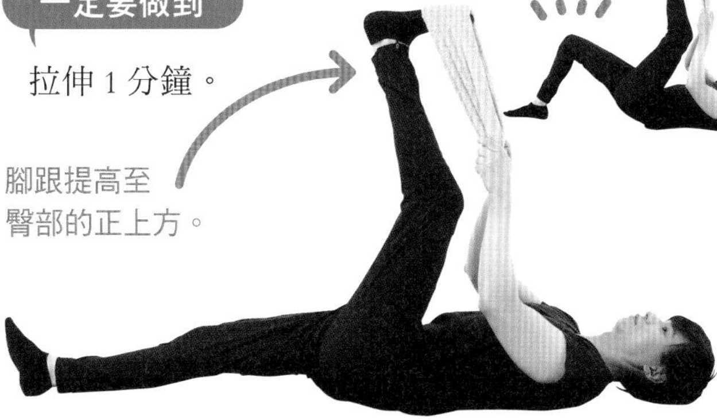

1. 如果毛巾沒放在腳尖，而是掛在腳心或腳跟（如右圖），就無法順利抬高小腿。
2. 最重要的是要讓腳跟舉到臀部的正上方，身體較僵硬的人做時可以彎起膝蓋。

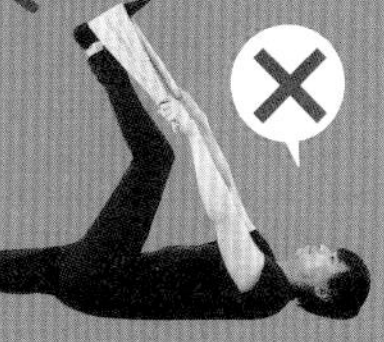

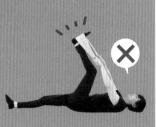

第 2 天　一般運動（上半身）

2 組動作
各做 2 分鐘

躺出肌力

※ 中間休息 1 分鐘。

Step 1

躺在瑜伽墊上，膝蓋彎曲，夾緊腋下。接著讓手肘呈 90 度。

Ready

躺下來、
膝蓋彎曲

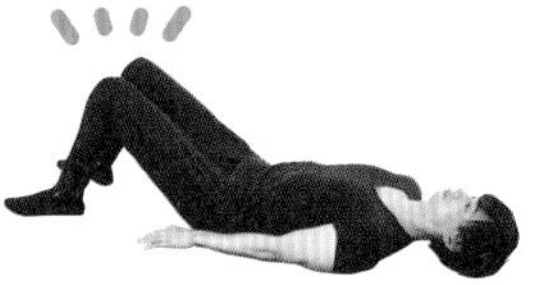

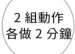

▼ 手肘呈 90 度

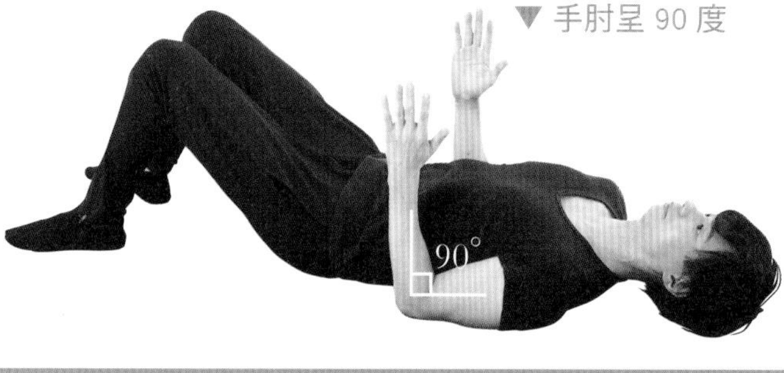

方案 B 第 2 天要做 2 種和背部有關的運動，目的在增強改善姿勢時需要的肌力。

Step 2

　　手肘抵在瑜伽墊上，讓背部和地板之間，騰出一個空間，盡可能的擴展胸部。

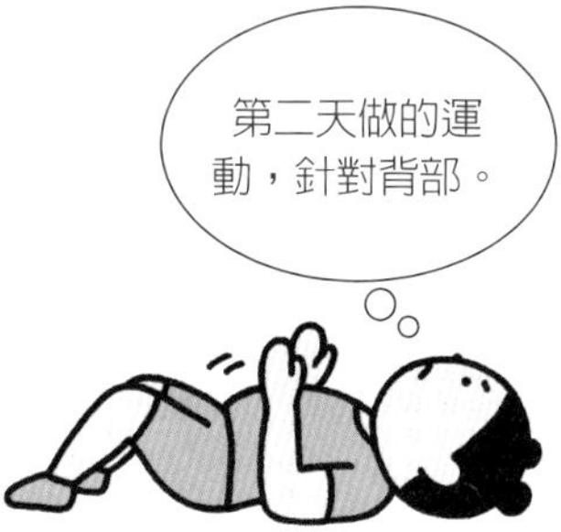

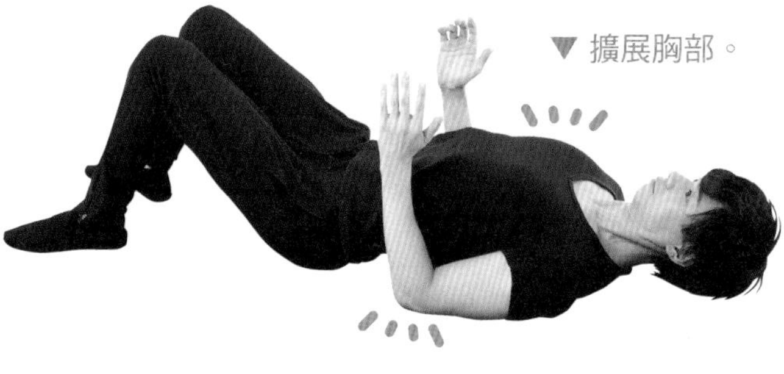

▼ 擴展胸部。

▲ 手肘要抵在瑜伽墊上。

1. 如果沒夾緊雙臂，就鍛鍊不到目標肌肉。
2. 背部肌肉最能改善姿勢。只鍛鍊這裡，也能讓人在短短 7 天後，看起來煥然一新。

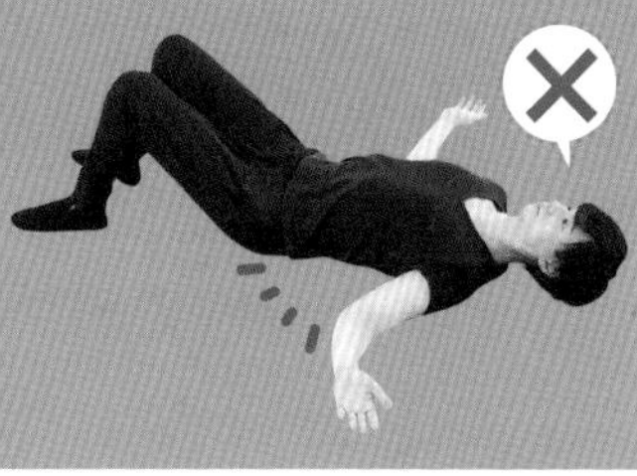

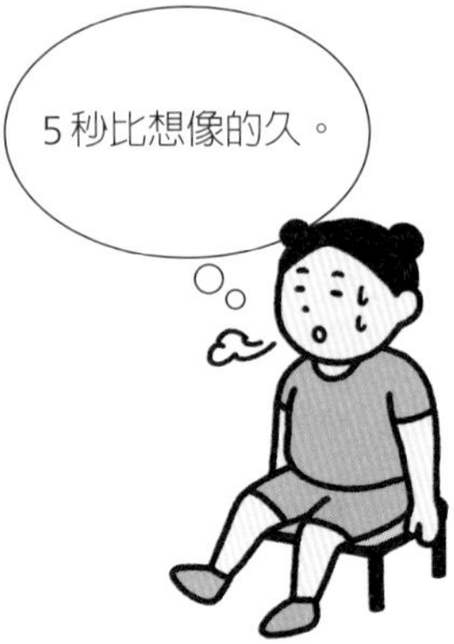

Step 3

維持 Step2 動作，接著手心朝外，攤開雙手，維持 5 秒。這時手肘仍抵在瑜伽墊上，夾緊腋下沒有鬆開。

一定要做到

夾緊腋下，
不要鬆開。

▼ 雙手攤開維持 5 秒

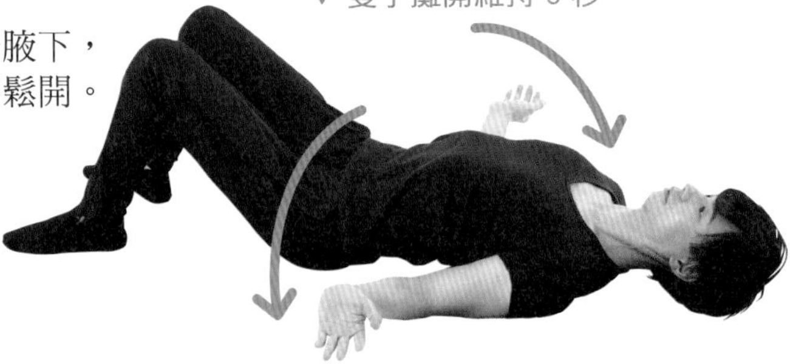

1. 有沒有堅持 5 秒，能獲得的效果差很多，所以務必遵守。運動時，不妨用計時器來測量。
2. 這個運動雖然也可以在床上做，但在瑜伽墊或地毯上做效果更好。另外，應該避免在木地板上執行，因為這樣會讓手肘和腰部感到疼痛。

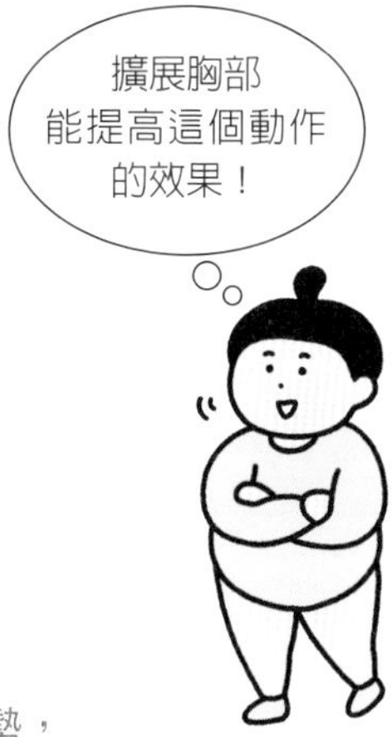

Step 4

回到Step2，然後2分鐘內重複Step2到Step3。結束後休息1分鐘，接著再做2分鐘。

▼雙手回到原來的姿勢，
然後攤開。持續做2分鐘

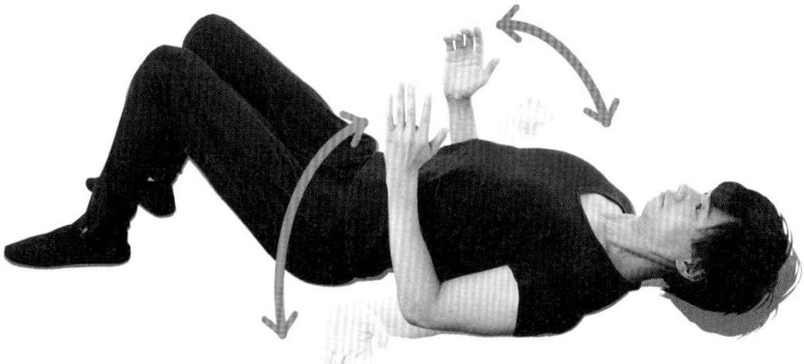

1. 背部和地板之間要保持空隙。Step2的擴展胸部動作，要堅持到這個運動結束為止。
2. 做Step3時，重要的是夾緊雙臂。

2 組動作
各做 2 分鐘

趴著也能美背

Step 1

夾緊腋下，讓身體俯臥在瑜伽墊上。

▼ 身體俯臥。

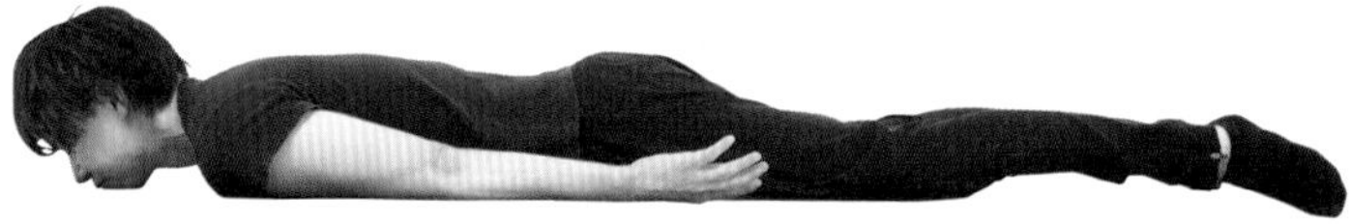

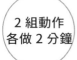

這個運動不只改善姿勢，還能鍛鍊到上臂。

Step 2

上半身和雙腿離開地面。

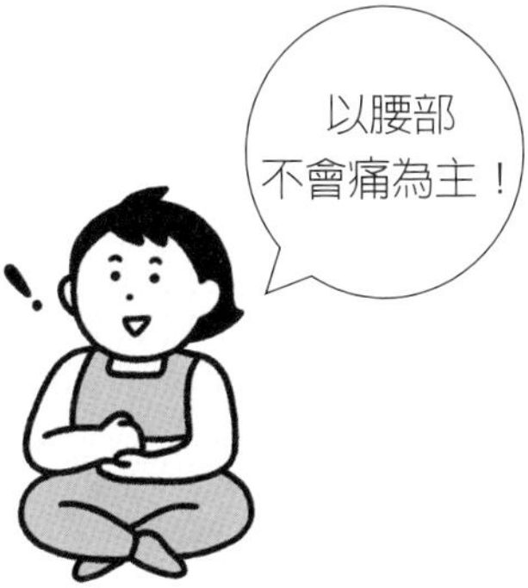

▼ 身體往後彎。

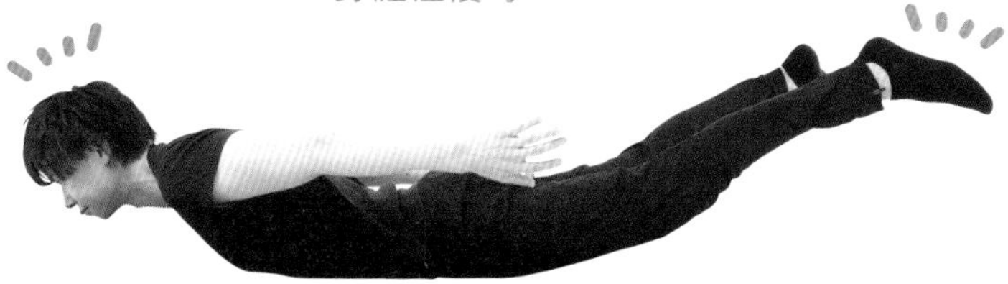

1. 做 Step2 時，如果腰部會痛，可自行調整上半身和膝蓋離地的高度，直到不會痛為止。
2. 理想是讓上半身和雙腳懸空，就算沒離地面很高也沒關係，只要有做，一樣能增強肌力。

Step 3

保持 Step2 的姿勢，讓雙臂盡可能的向上舉並維持 5 秒。指尖放鬆，不要用力。

▼ 抬高手臂後，保持這個姿勢 5 秒。

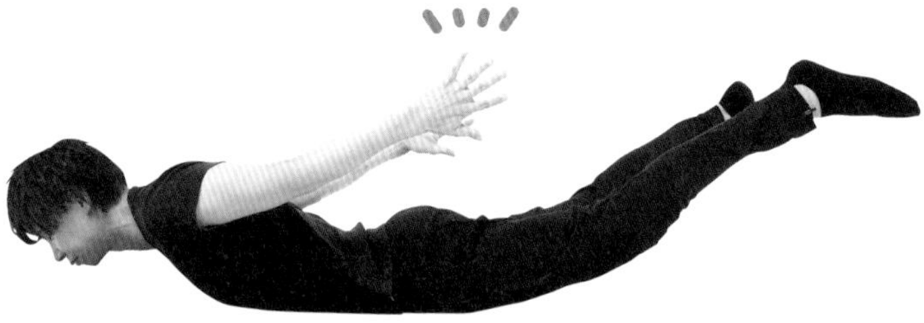

1. 做 Step3 和 Step4 時，如果降低手肘的高度（見下圖），會影響到運動效果。因此要留意不讓手肘往下降。
2. 將雙臂延伸至極限，然後維持 5 秒，這麼做可以把肌肉練得更緊實。

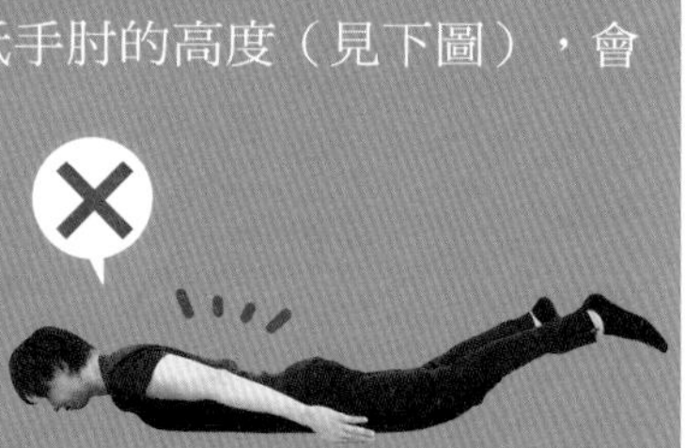

Step 4

手肘維持相同高度，讓指尖碰地，然後馬上回到Step3。在2分鐘內，持續做Step3 到 Step4。結束後休息1分鐘，接著再做2分鐘。

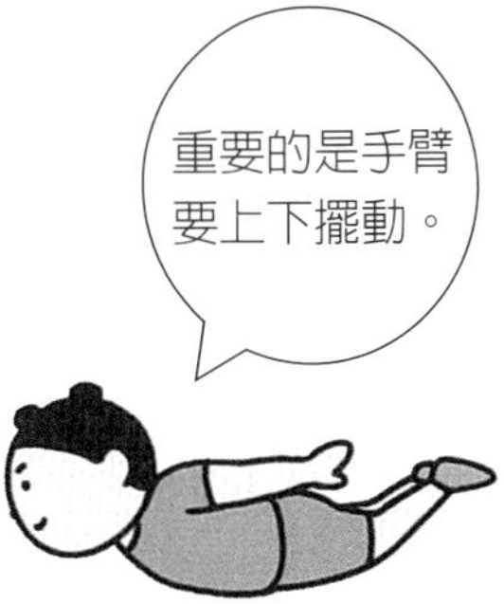

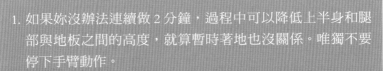

一定要做到

直到結束這個動作為止，都要保持手肘的高度。

▼ 指尖碰地後，
立刻回到原來的姿勢。
持續做 2 分鐘。

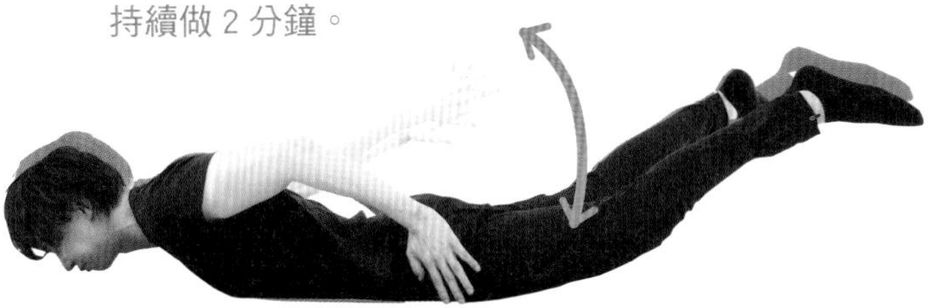

1. 如果妳沒辦法連續做 2 分鐘，過程中可以降低上半身和腿部與地板之間的高度，就算暫時著地也沒關係。唯獨不要停下手臂動作。
2. 做上半身運動時，如果能讓指尖放鬆，更能刺激背部。

第 3 天　有氧運動

時速 6 公里
速度健走
10 分鐘

提臂健走

※ 最多走 30 分鐘；如遇到下雨天，可換做波比跳。

一定要做到

步行時，保持相同速度。

▶ 手臂前後擺動。

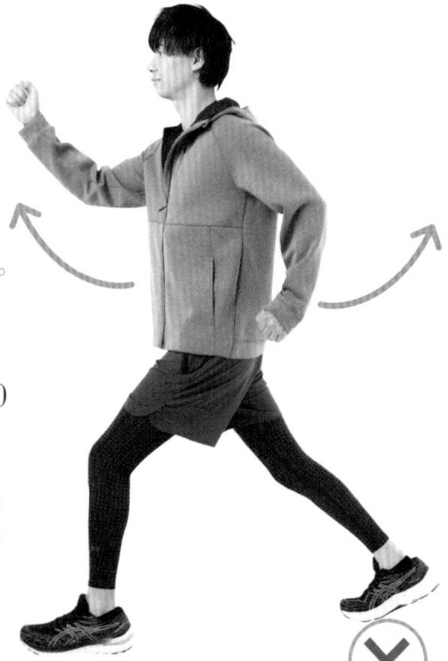

以時速 6 公里（約 10 分鐘走 1 公里）速度行走時，步幅會比平時大。執行提臂健走時，手臂要前後大幅擺動，邁開步伐向前走。

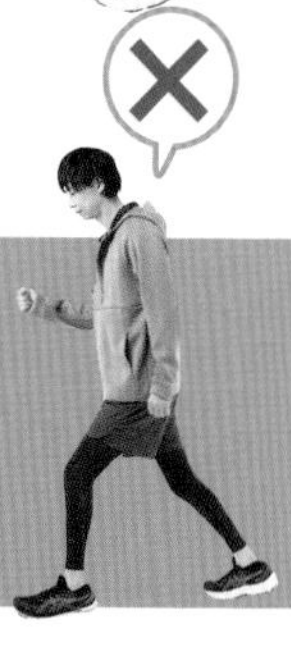

1. 如果視線朝下（如右圖），就無法有氣勢的向前走。
2. 可以先下載能測速的 App，再開始健走。

健走時，別穿暴汗服

1 穿著能保持適當體溫的衣服

健走時應配合當天天氣，選擇最適宜的衣服，不會讓自己感到冷或熱。有不少人以為「穿上桑拿服（Sauna Suit，又名暴汗服，能幫助人體快速出汗，可將身體熱量和水分保留在衣內）來健走，可以達到更好的效果」。然而這麼做卻可能讓身體不適，進而降低行走速度，還會讓姿勢跑掉。因此，我不建議穿桑拿服做神瘦運動（按：過去出現不少因穿桑拿服運動，導致身體出現問題的案例，例如：二〇〇八年奧運會美國自由式摔跤隊隊長丹尼爾・科米爾〔Daniel Cormier〕

因穿著桑拿服造成身體不適，不得不退出比賽；泰拳選手傑西卡．林賽〔Jessica Lindsay〕在被要求一週減掉十七磅體重後，在一場比賽中因穿著桑拿服，導致體溫過高而死於多重器官衰竭。此外，英國體育雜誌二〇二二年的一項研究發現，從醫學角度來看，因出汗脫水的摔跤手，比沒出汗的摔跤手在比賽中受傷的風險更高）。

2 集中注意力

有些人一聽到健走，便想：「平常生活這麼忙，不如利用買東西或上班通勤的時間來做。」然而神瘦運動中的健走，因注重雕塑身形，所以須維持固定速度和姿勢，並非單純的有氧運動。只要集中注意力走十分鐘，肯定可以得到很好的效果。

3 手臂一定要前後大幅擺動

藉由前後大幅擺動手臂，能讓步行更加順暢。邁開步伐向前走時，因為會大量使用臀部肌肉，所以還能收到提臀效果。

不論身體狀態多好，有氧運動最多只能做三十分鐘。因為當妳感到疲累時，手臂擺動的幅度就會變小。而且過長的運動時間，還可能讓人飢餓導致飲食過量。

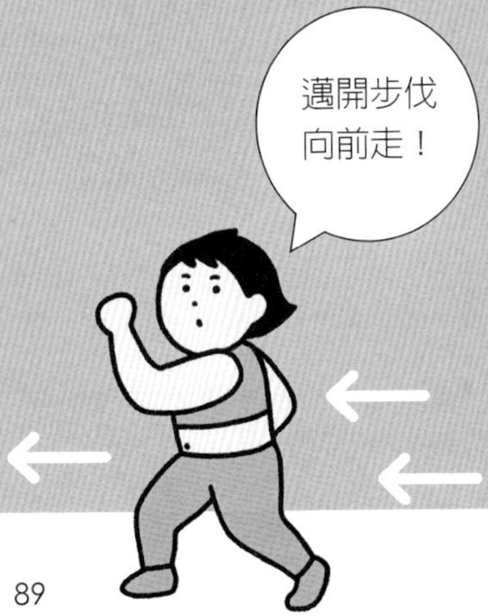

第 4 天　伸展操

左右各做 2 分鐘

鎖骨超明顯伸展操

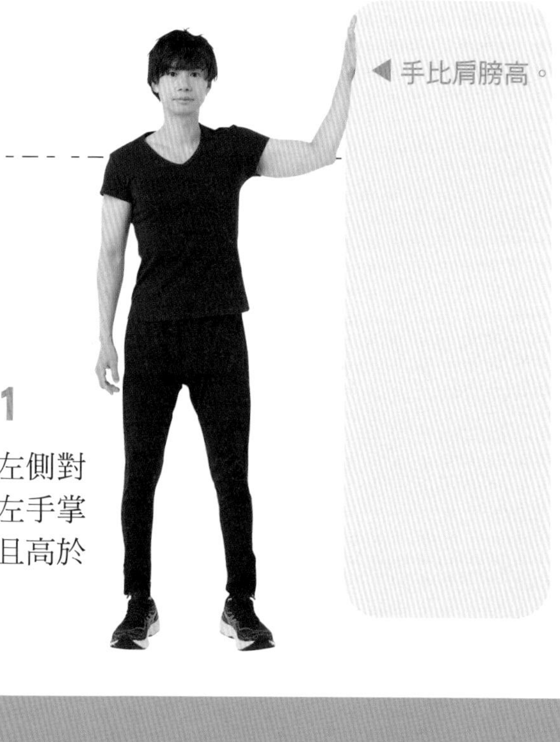

Step 1

身體左側對著牆壁，左手掌放在牆上且高於肩膀。

方案 B 的第 4 天和第 1 天一樣，要做 3 種伸展操。和第 1 天相比，現在的身體應該更容易伸展。

一定要做到

挺胸 1 分鐘。

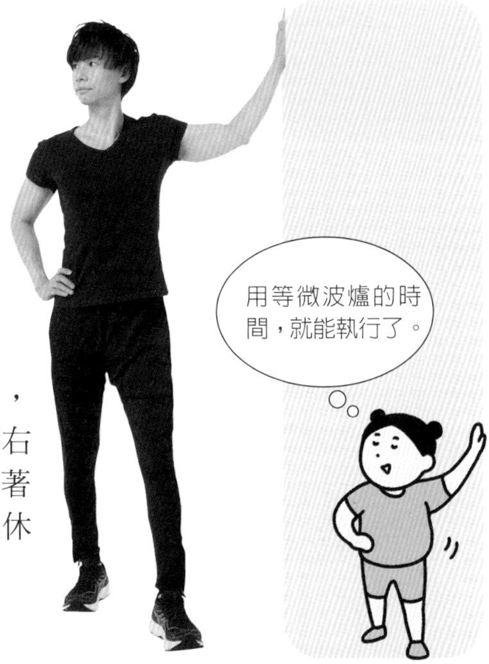

Step2

左腳往前踏一步，右手插腰，挺胸，頭右轉，維持 1 分鐘，接著反向做一次，做完後休息 1 分鐘。

1. 不論站得離牆壁太近或太遠，都很難有效擴胸（見下圖）。應讓身體保持在「稍微彎曲手肘，就能讓手掌碰到牆壁」的距離。
2. 做伸展操時，如果過於集中精神，反而讓身體變僵硬。其實只要能確實擴展胸部，那麼一邊看電視一邊執行也無妨。

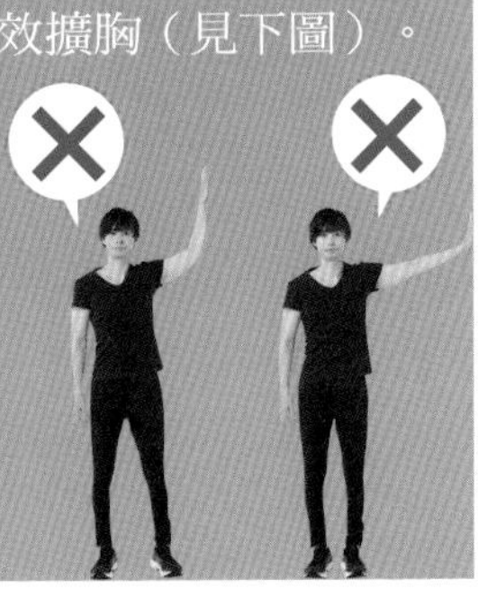

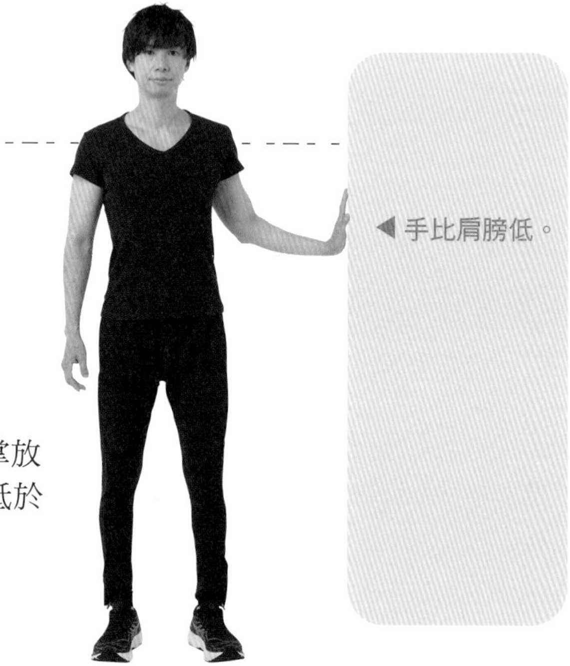

Step3

左手掌放到牆上且低於肩膀。

1. 方案 A 或 B 都重複好幾次同樣動作，因為在短時間內，專注做特定幾種能帶來明顯效果的運動，可以立刻感受到身體變化。與其散彈打鳥，集中火力更好。
2. 藉由這個伸展操改善自己的姿勢後，妳的鎖骨會變得很明顯，讓人對妳勻稱的上半身，留下深刻的印象。

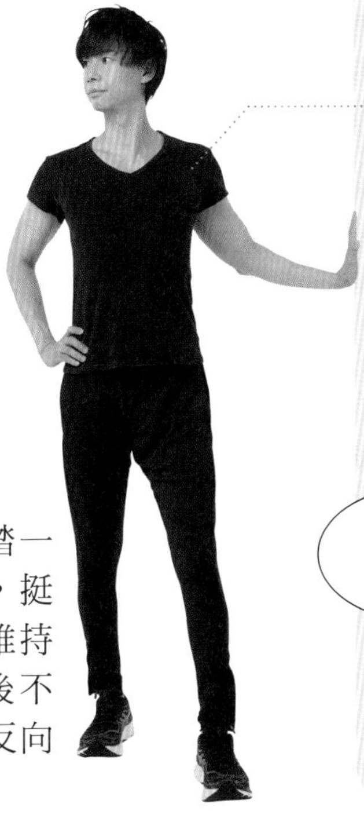

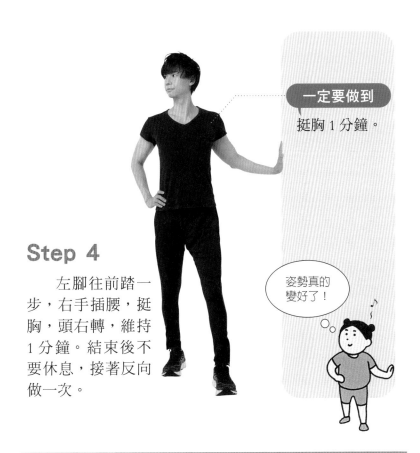

Step 4

　　左腳往前踏一步，右手插腰，挺胸，頭右轉，維持 1 分鐘。結束後不要休息，接著反向做一次。

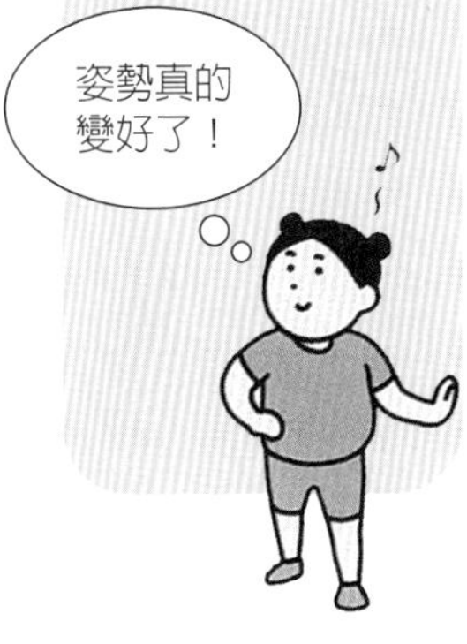

　　有些人可能因不清楚自己到底伸展哪些肌肉，而擔心自己動作沒做確實，其實只要做到抬頭挺胸，就有效果了。

左右各做
1 分鐘

背部伸展操

Step 1

站在牆的邊緣（或拉門、柱子前），左手抓住牆壁邊緣，左手的位置要低於肩膀，手背朝向身體這一側。拱起背部使其成圓弧形。

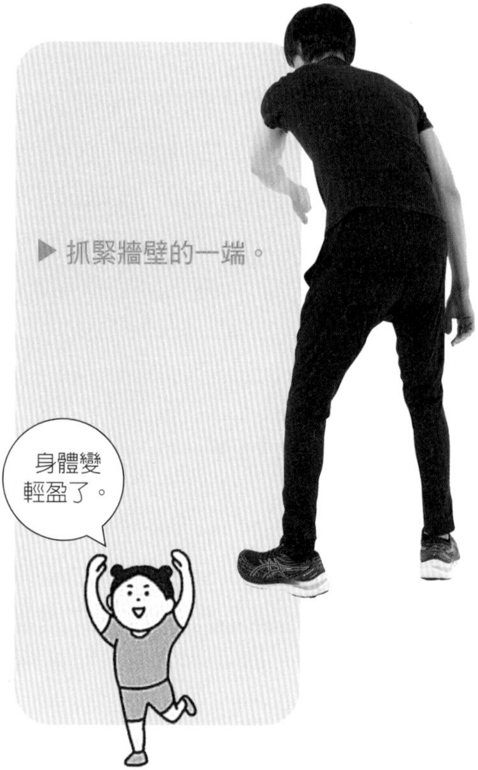
▶ 抓緊牆壁的一端。
身體變
輕盈了。

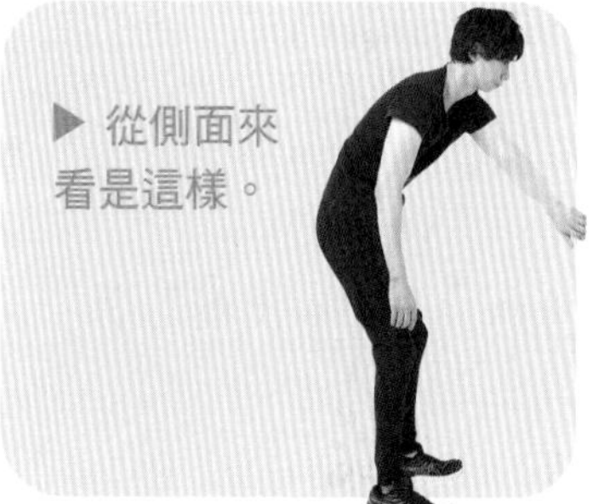
▶ 從側面來
看是這樣。

做這個動作時，如果沒感受到背部肌肉有延展也沒關係。只要確實做到拱起背部，呈現圓弧形即可。

Step 2

　　把右手放在右大腿內側，保持背部拱起，並讓身體往左移動。維持 1 分鐘，然後換成用右手抓住牆壁，左手放在左大腿內側，反向做一次，一樣維持 1 分鐘。

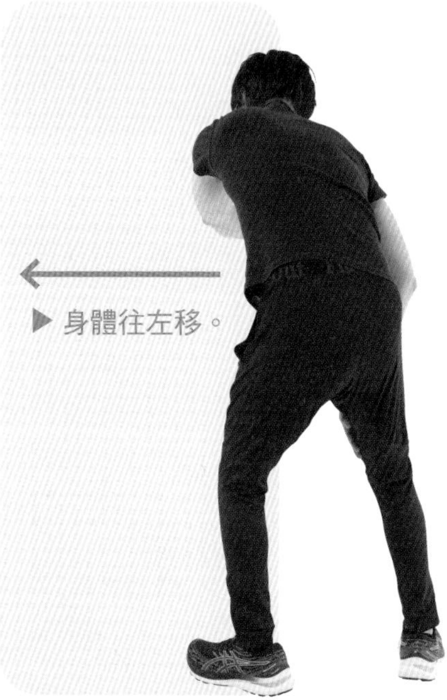

一定要做到

盡量拱起背部。

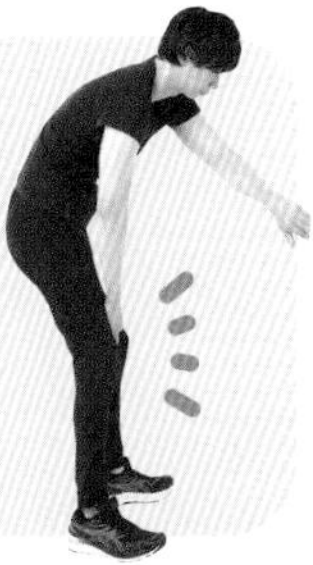

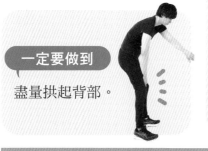

1. 手的位置放得過高或過低，都會影響背部肌肉延展狀況。拱起背部時，手能自然與牆壁接觸到的地方，就是最佳的位置。
2. 像在 Step2 裡，一隻手抓住牆緣，另一隻手置於同一邊的大腿內側上，這麼做可以穩住下半身，充分延展背部肌肉。

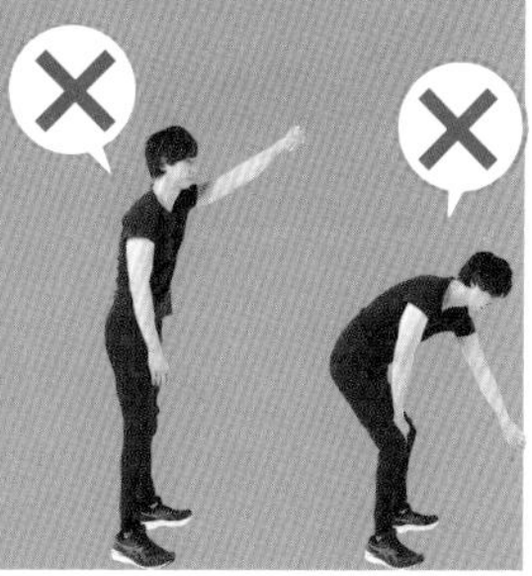

左右各做
1 分鐘

細腿伸展操

Step 1

躺在瑜伽墊上，然後將毛巾放在左腳腳尖上，兩手抓住毛巾兩端。

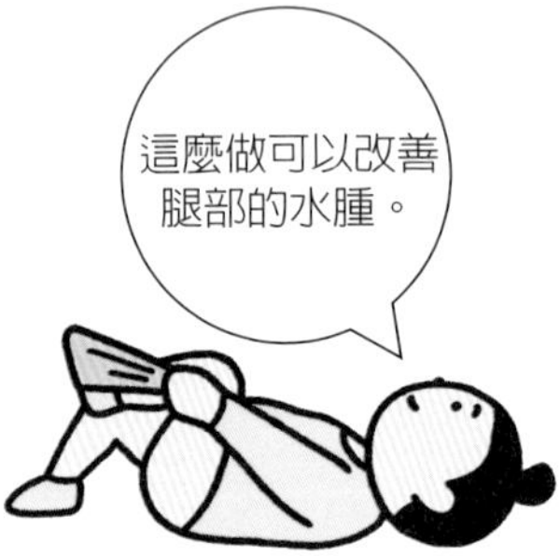

▶ 把毛巾放在腳尖上。

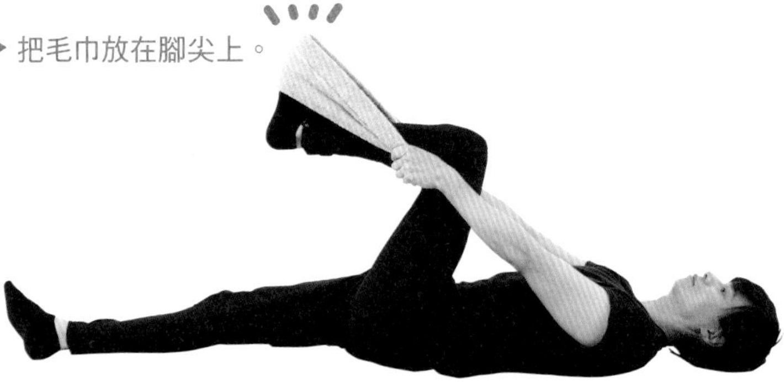

這個動作不僅可以打造纖細美腿，也能有效預防腰部疼痛。

Step 2

稍微彎曲左膝，將左腳跟提到臀部的正上方。當妳感到大腿內側和小腿肌肉有拉伸感後，維持這個姿勢 1 分鐘，然後換右腳做一次。

▼ 身體僵硬的人，可以彎起膝蓋。

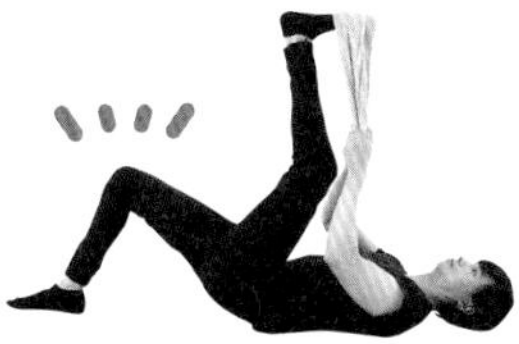

▶ 腳跟的位置，提高至臀部的正上方。

一定要做到

拉伸 1 分鐘。

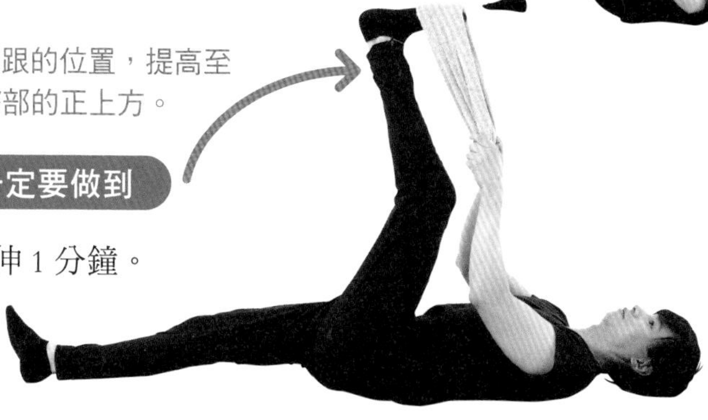

1. 這個動作可以消除腿部水腫。做的時候，腿要抬到讓腳跟位在臀部正上方。當然，腿和臉之間的距離不能過近。
2. 如果肌肉沒有延展的感覺，也不用擔心。表示妳的柔軟度很好，只要專注在消除水腫上就可以了。

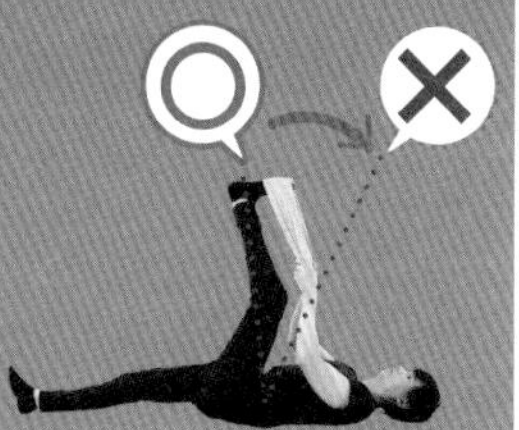

第 5 天　一般運動（下半身）

2 組動作
各做 2 分鐘

纖細美腿進階版

Step 1

雙手手掌和雙膝碰地。

▼ 首先四肢著地。

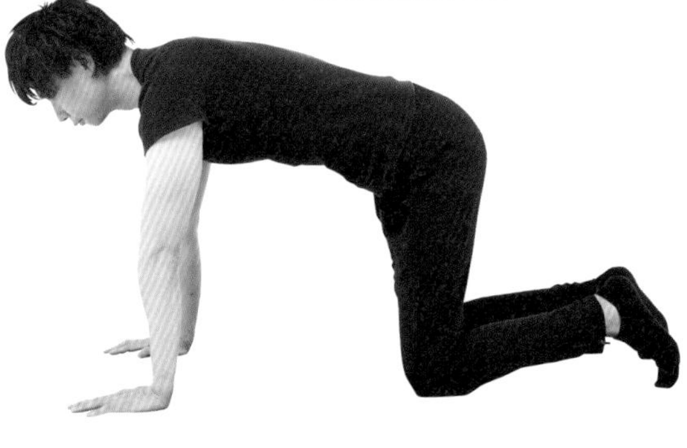

方案 B 的第 5 天，要來做 2 種鍛鍊下半身的運動。第 1 種運動要刺激臀部與大腿內側的肌肉。

Step 2

拱起背部，將視線停留在肚臍上。

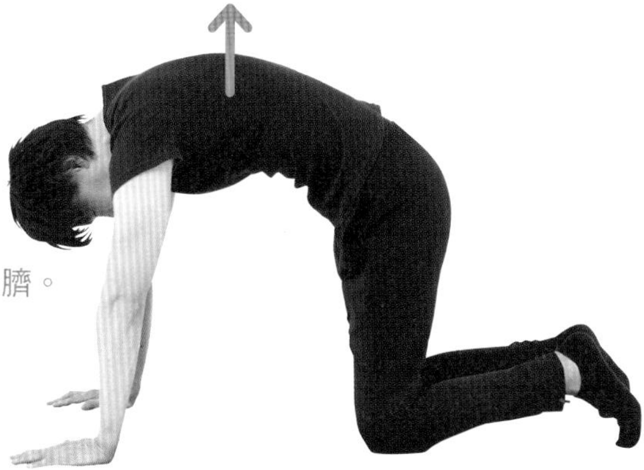

▶ 目光盯著肚臍。

做這個運動最大的目的，在淡化臀部和大腿內側的橘皮組織。此外，提臀和瘦腿的效果也值得期待。

Step 3

　　左腳往後方抬高，膝蓋到腳尖打直，維持 5 秒。做這個動作時請留意，不要彎到腰部。

▼ 腿打直，並盡可能的往後伸。
維持 5 秒。

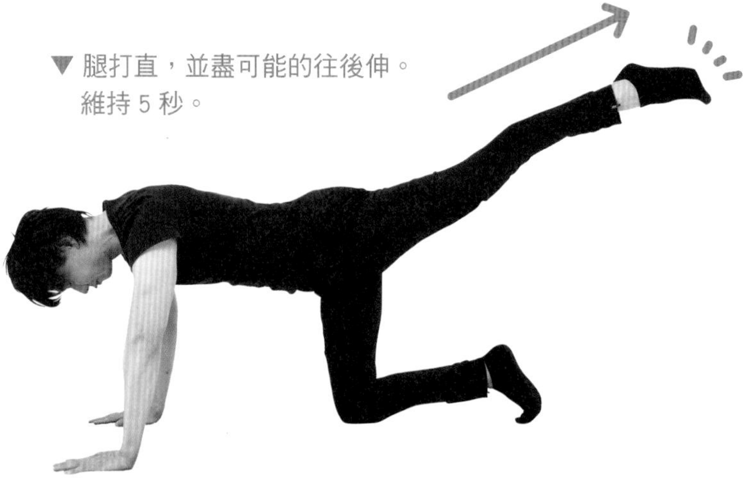

1. 只要靠地板那一側的腳尖不要懸空，也可以做讓自己較舒服的姿勢。
2. 別為了抬高膝蓋而彎腰。要拱起背部，將視線停留在肚臍上，然後盡可能的抬高左腿。

Step 4

不要改變膝蓋位置，讓腳跟靠近臀部並維持5秒。1分鐘內重複Step3到Step4。做完後，換右腳做。結束後休息1分鐘，左右腳再各做1分鐘同樣的動作。

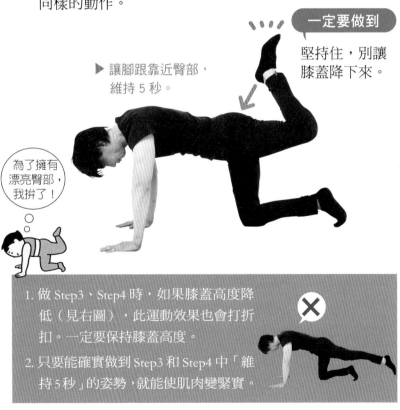

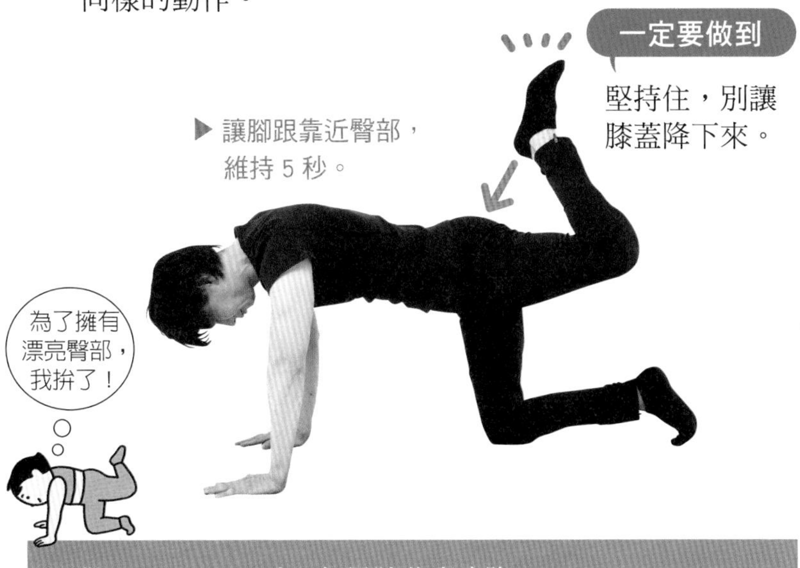
一定要做到
堅持住，別讓膝蓋降下來。
▶ 讓腳跟靠近臀部，維持 5 秒。
為了擁有漂亮臀部，我拚了！

1. 做 Step3、Step4 時，如果膝蓋高度降低（見右圖），此運動效果也會打折扣。一定要保持膝蓋高度。
2. 只要能確實做到 Step3 和 Step4 中「維持5秒」的姿勢，就能使肌肉變緊實。

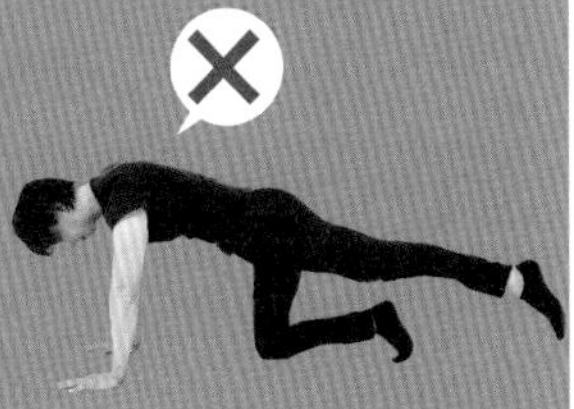

左右各做
1 分鐘

終結鬆垮大腿內側

※ 左右做完後休息 1 分鐘，接著再做一次。
總計 5 分鐘。

Step 1

左側朝下側躺。雙腿自然交疊，上半身放輕鬆，頭枕在左手上，右手置於容易讓身體保持平衡的地方。

▼ 側躺。

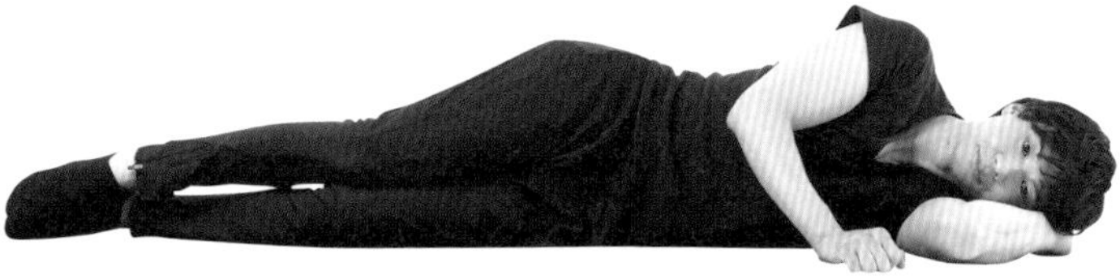

這個運動除了讓大腿變緊實，還能改善 O 型腿。

Step 2

　　稍微彎曲左膝，接著抬起左腳，使左腳稍微離地，並維持這樣的姿勢。

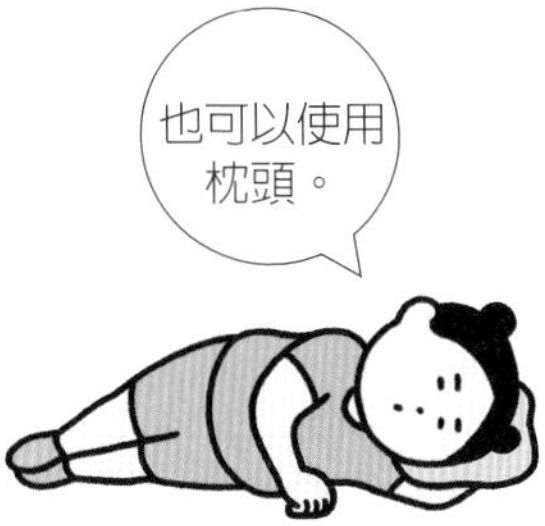

▼ 下方的腿向上抬。

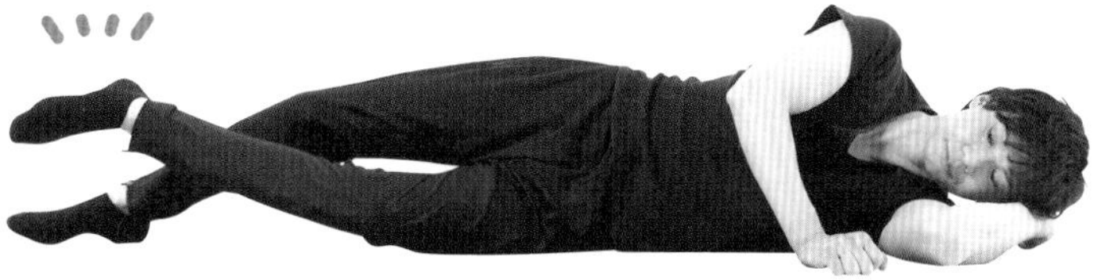

1. 只要讓下半身好活動，上半身的姿勢並無特別規定。脖子會感到不適的人，可以在頭部下方墊枕頭。
2. 日常生活中，我們較少用到大腿內側肌肉。平常沒有運動習慣的人，可趁機鍛鍊這裡，效果立竿見影。

Step 3

維持左腳跟不著地，然後將右腳跟置於左腳跟上，像是從上方施加壓力，維持5秒。

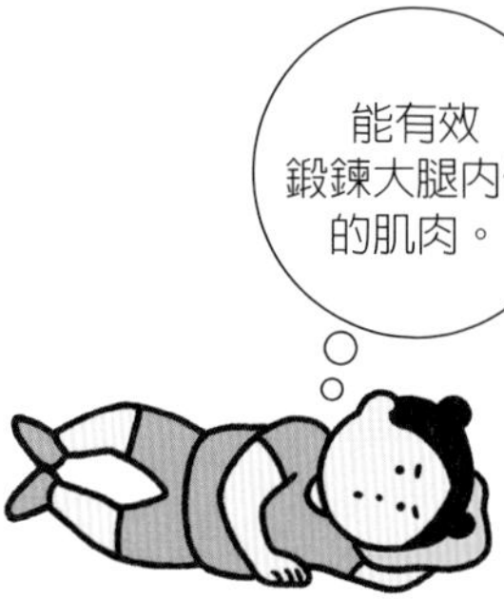

一定要做到

雙腳腳跟要使力互抵。

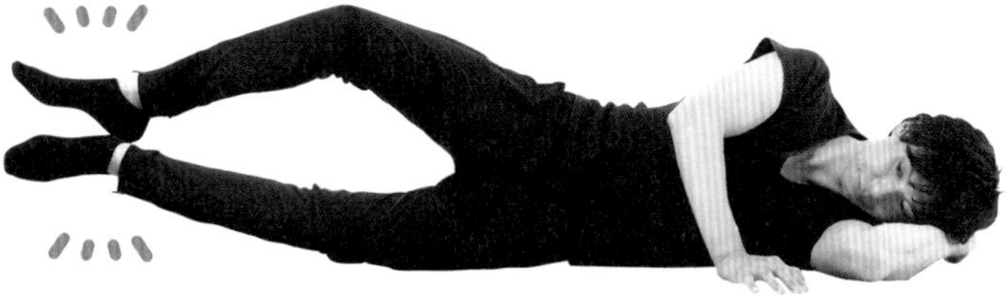

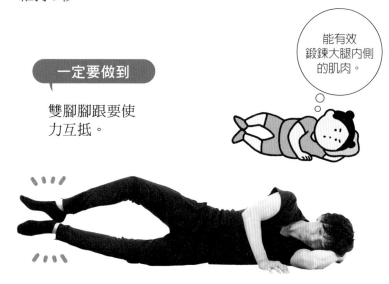

1. 膝蓋只要稍微彎曲就可以了，如果彎過頭（如下圖），就無法刺激大腿內側肌肉。
2. 雙腳腳跟互抵的力量越強，能得到的效果就越大，腿部肌肉也會更緊實。

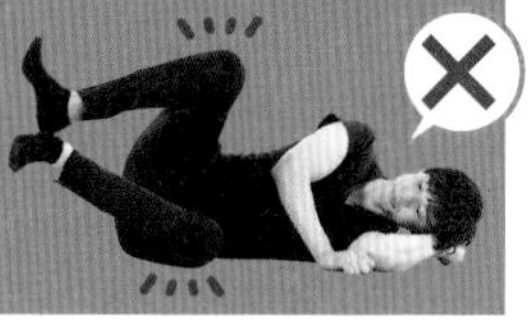

Step 4

左腳離地，右腳跟暫時離開左腳跟。1 分鐘內重複 Step3 到 Step4。做完後換右腳在下面做 1 分鐘。結束後休息 1 分鐘，然後左右腳重複剛剛的動作 1 分鐘。

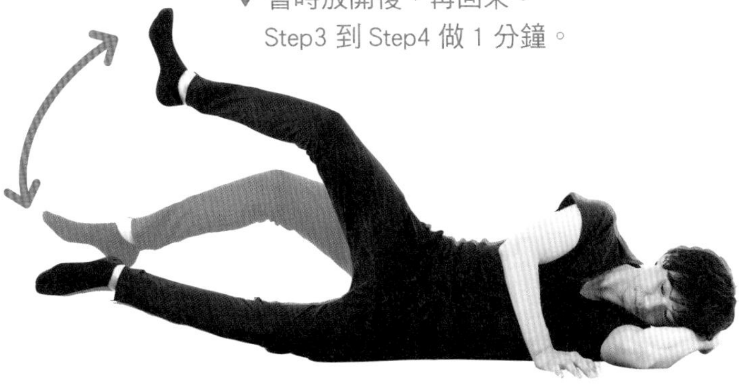

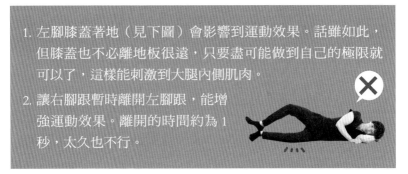

▼ 暫時放開後，再回來。
Step3 到 Step4 做 1 分鐘。

1. 左腳膝蓋著地（見下圖）會影響到運動效果。話雖如此，但膝蓋也不必離地板很遠，只要盡可能做到自己的極限就可以了，這樣能刺激到大腿內側肌肉。
2. 讓右腳跟暫時離開左腳跟，能增強運動效果。離開的時間約為 1 秒，太久也不行。

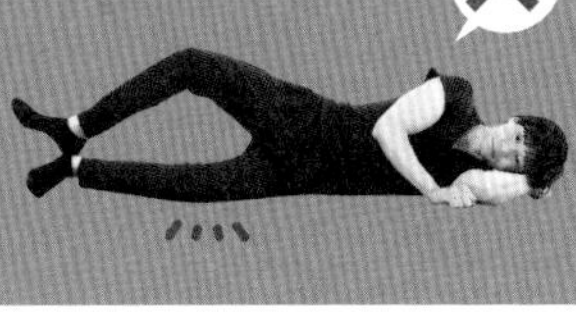

第 6 天　有氧運動

做 10 分鐘

波比跳

※ 最多不超過 30 鐘。

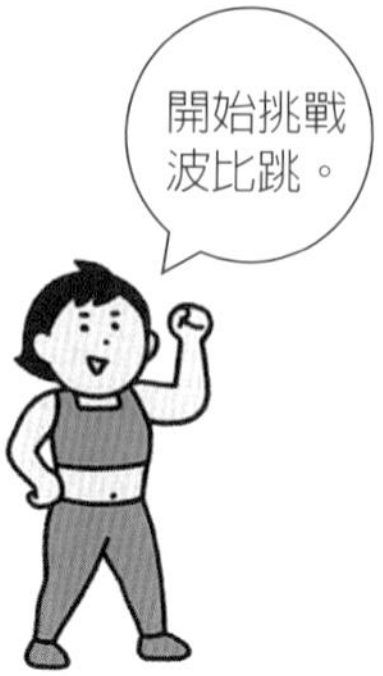

Step 1

蹲下後，兩手觸地。

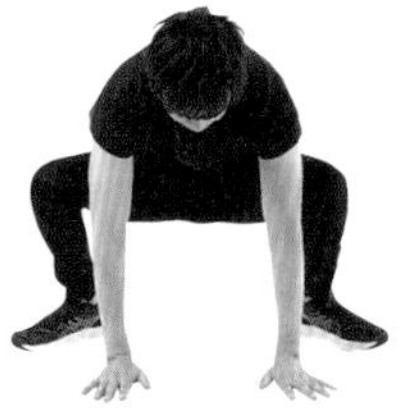

▲ 正面看起來是這樣。

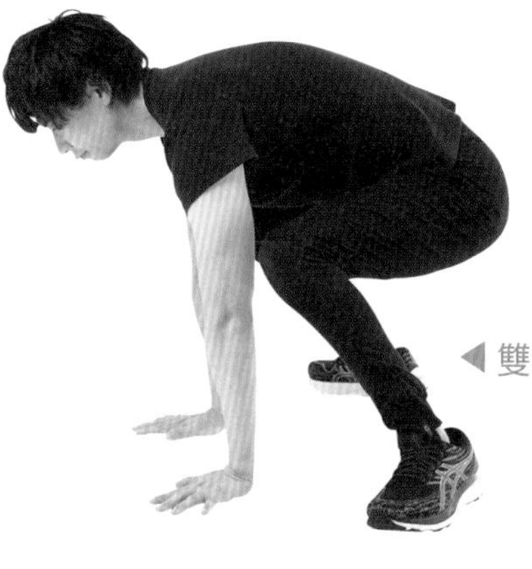

◀ 雙腳呈外八。

與一般的波比跳相比，本書的波比跳對關節造成的負擔較小，還能改善O型腿，刺激大腿內側肌肉、緊實腿部，進而達到美腿效果。

Step 2

右腳往右斜後方伸展。

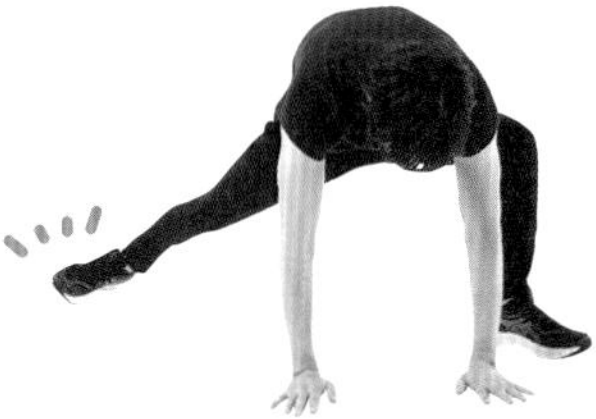

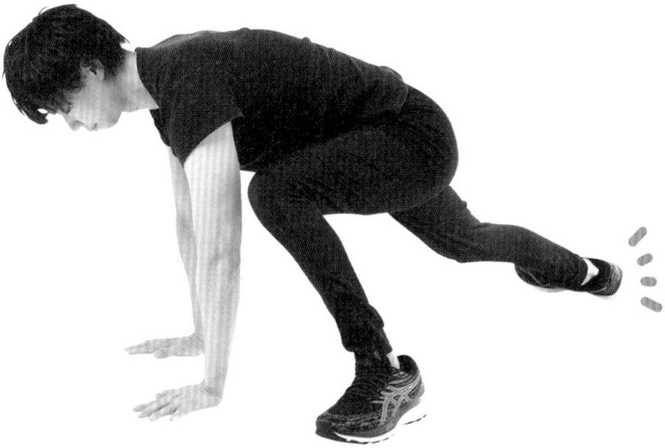

Step2 雖然先從右腳開始延伸起，但其實從哪一邊開始都可以。

Step 3

左腳也往左斜後方延伸。

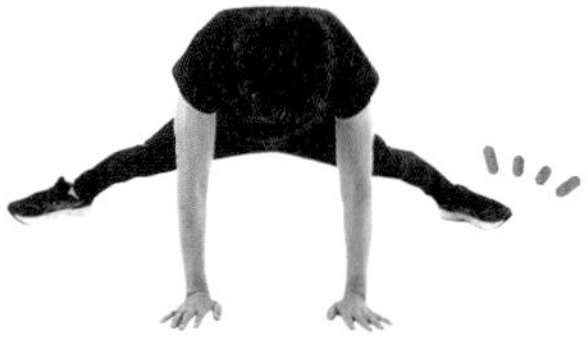

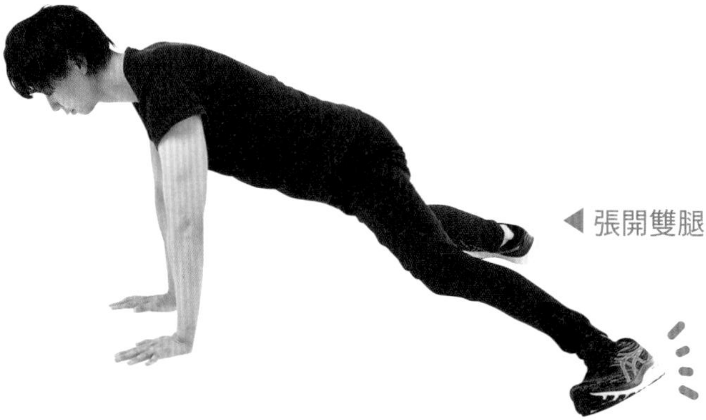

◀ 張開雙腿。

雙腿如果往身體後方伸，會讓大腿和小腿肌肉變壯。若想要瘦腿，雙腳應往斜後方伸展。

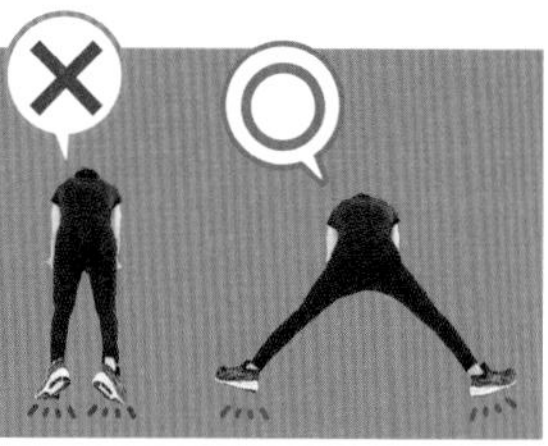

Step 4

右腳回到原來的位置。

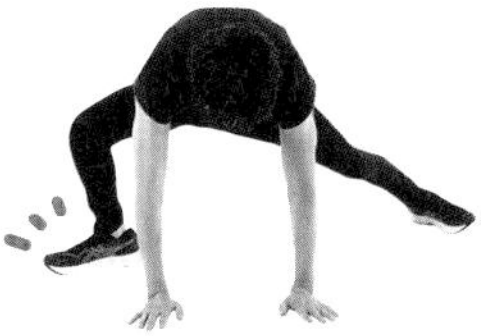

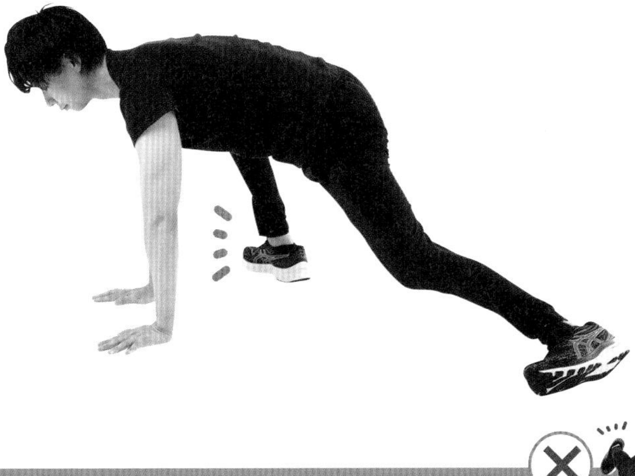

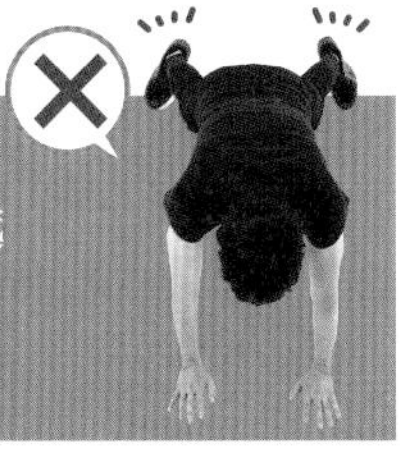

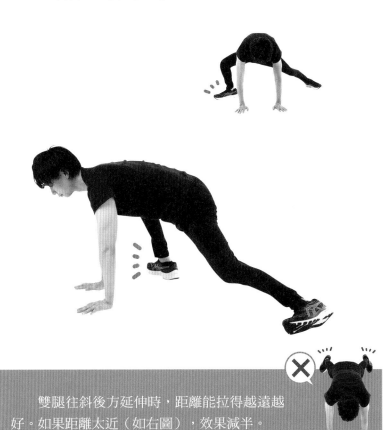

雙腿往斜後方延伸時，距離能拉得越遠越好。如果距離太近（如右圖），效果減半。

Step 5

左腳回到原本位置，
此時呈現 Step1 的姿勢。

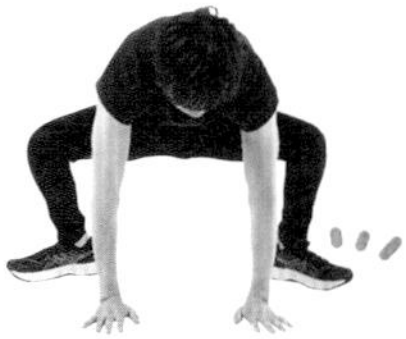

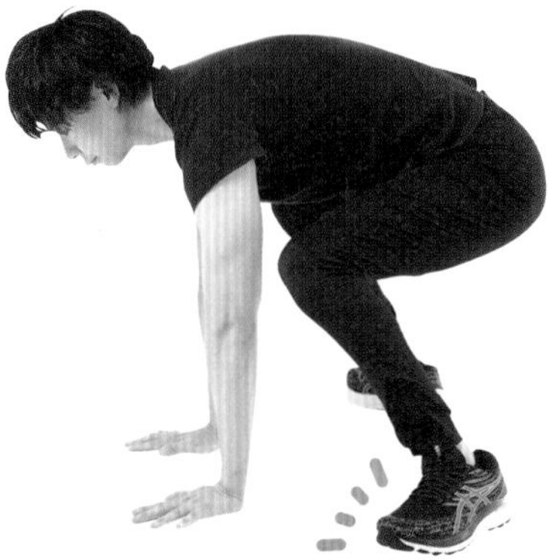

1. 如果累到撐不住，可以中場休息 10 至 20 秒，但最後一定要做完 10 分鐘。
2. 在 10 至 20 秒的休息時間內，不要完全停下動作，而是維持站姿，原地踏步，調整呼吸節奏。

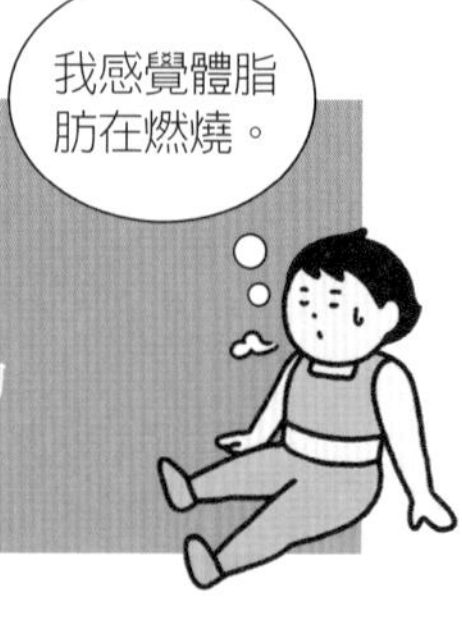

Step 6

　　雙手按壓在雙膝上，站起來。10 分鐘內重複做 Step1 到 Step6。

一定要做到

做滿 10 分鐘。

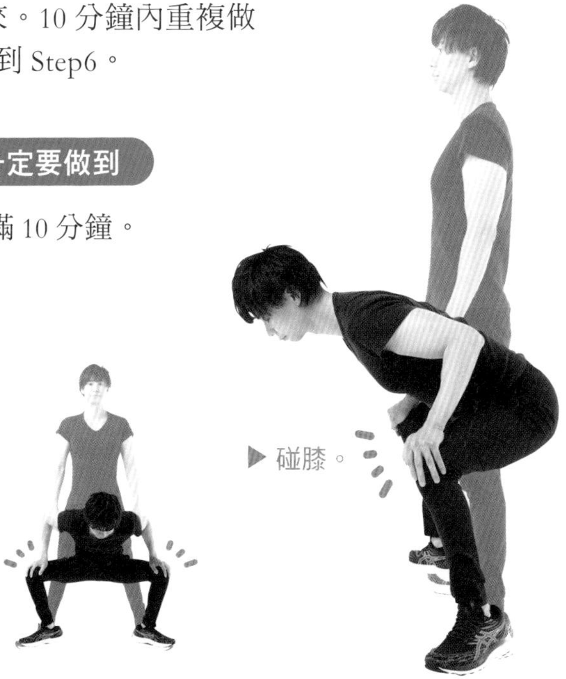

　　做完 Step6 要站起來時，雙手按壓在左右膝上，能幫助我們起身時保持正確姿勢。

第 7 天　一般運動（上半身）

2 組動作各做 2 分鐘

躺出肌力

※ 中間休息 1 分鐘，總計 5 分鐘。

Step 1

躺在瑜伽墊上，膝蓋彎曲，夾緊腋下。接著讓手肘呈 90 度。

Ready

躺下來、膝蓋彎曲

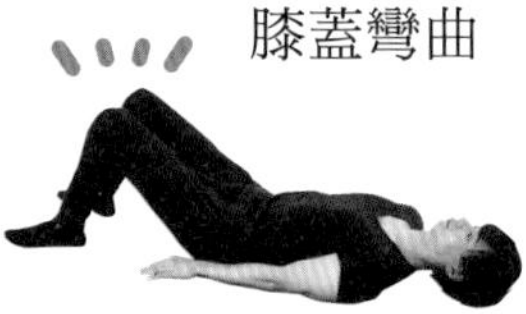

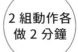

▼ 手肘呈 90 度

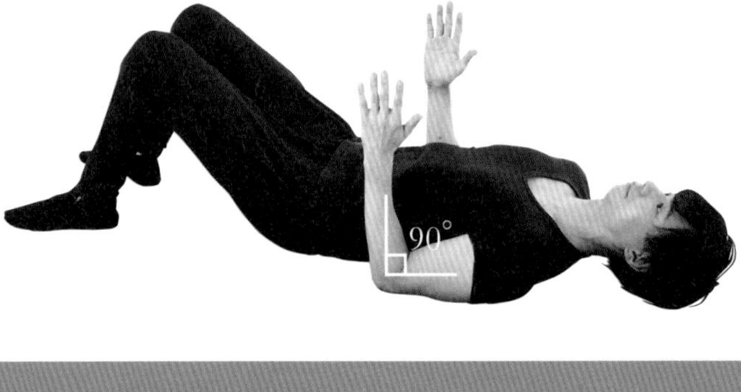

這天要做的 2 種運動，主要活動上半身，且能刺激背部肌肉，改善姿勢。

Step 2

手肘抵在瑜伽墊上，讓背部和地板之間，騰出一個空間，盡可能的擴展胸部。

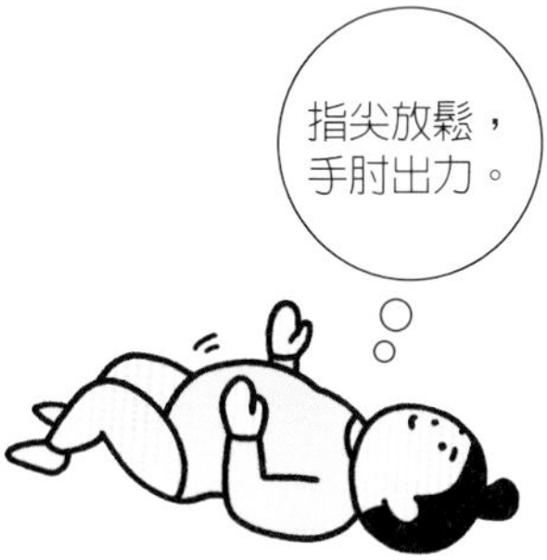

▼ 挺起胸膛，手肘抵在瑜伽墊上。

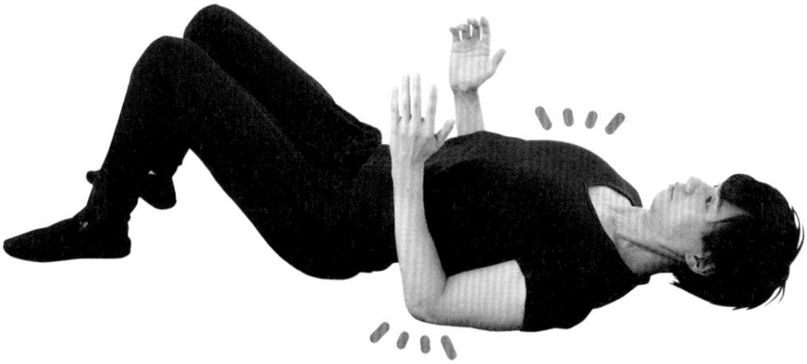

1. 這個運動中，需要出力的地方只有手肘，執行過程中記得讓指尖放輕鬆。
2. 今天做的時候，如果感覺比第 2 天要順暢，表示妳的肌力有所提升，身體也更緊實。

Step 3

維持 Step2，接著手心朝外，攤開雙手，維持 5 秒。要注意的是，這時手肘仍抵在瑜伽墊上，夾緊腋下沒有鬆開。

一定要做到

夾緊腋下，不要鬆開。維持 5 秒。

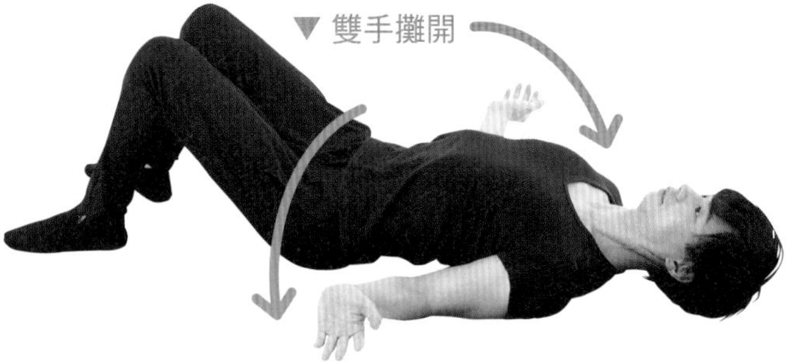

1. 雙手肘出力抵在瑜伽墊上，能使自己姿勢變好。做 Step3 時，手肘的力量容易散掉，特別留意！
2. 人覺得疲憊時，就會想偷懶。可是維持 5 秒，是神瘦運動的關鍵，務必堅持住。

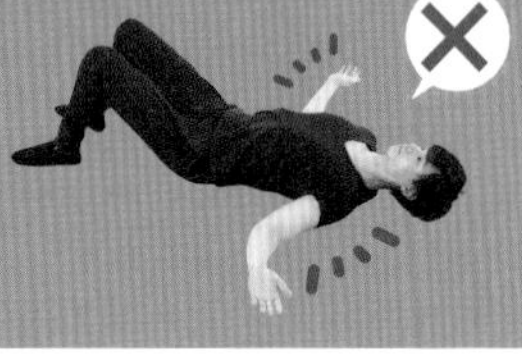

Step 4

回到Step2，然後2分鐘內重複Step2到Step3。結束後休息1分鐘，接著再做2分鐘相同的動作。

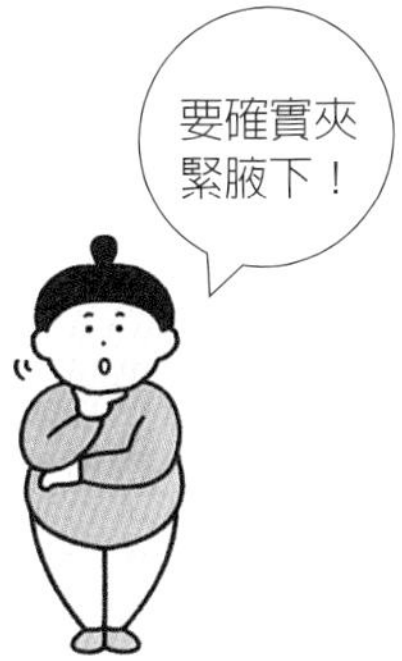

▼ 雙手回到原來的姿勢，然後攤開。
Step2 至 Step3 持續做 2 分鐘。

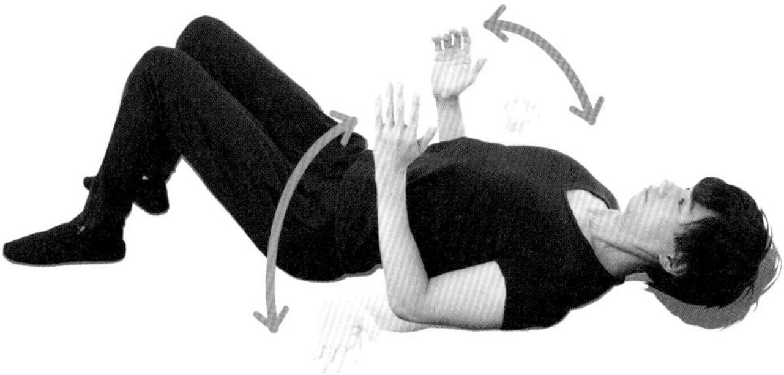

1. 雖然前文已經提過，但因為很重要，所以再提醒一次：做Step3 和 Step4 兩手攤開時，如果腋下鬆開，就無法刺激改善姿勢所需的肌肉。
2. 一般肌肉訓練很難鍛鍊深層肌肉，不過這組運動，能有效刺激深層肌肉，進而改善體態。

2 組動作
各做 2 分鐘

趴著也能美背

Step 1

　　夾緊腋下，讓身體俯臥在瑜伽墊上。

▼ 身體俯臥。

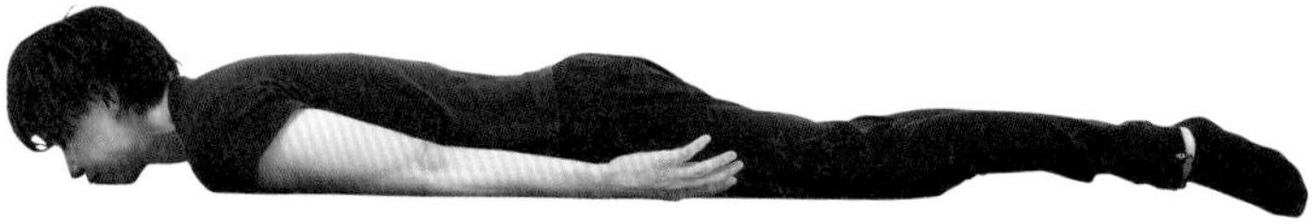

　　這是神瘦運動方案 B 最後一個運動。讓我們一起堅持到最後吧！

Step 2

上半身和
雙腿離開地面。

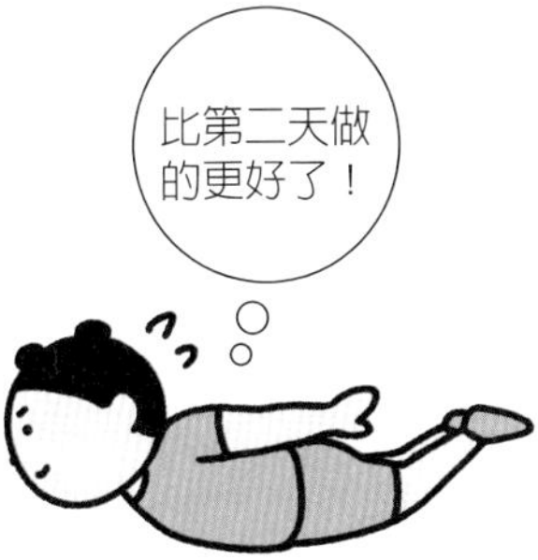

▼ 身體往後彎。

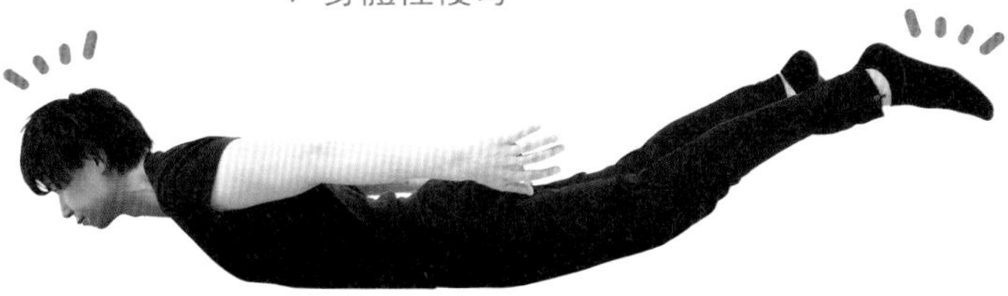

1. 做 Step2 到 Step4 時，如果腋下鬆開（見下圖），就很難鍊到上臂肌肉，緊實效果因此打折。
2. 過程中，如果覺得脖子不舒服，可以在臉部下方，放一顆枕頭來支撐。

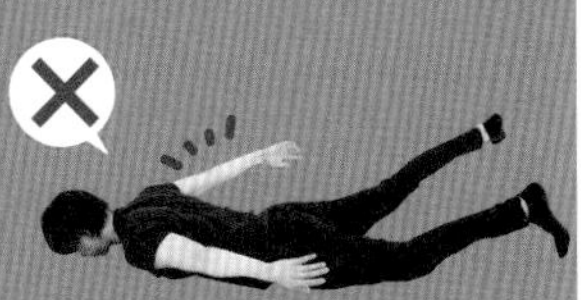

Step 3

保持 Step2 的姿勢，讓雙臂盡可能的向上舉並維持 5 秒。指尖放鬆，不要用力。

▼ 抬高手臂後，維持 5 秒。

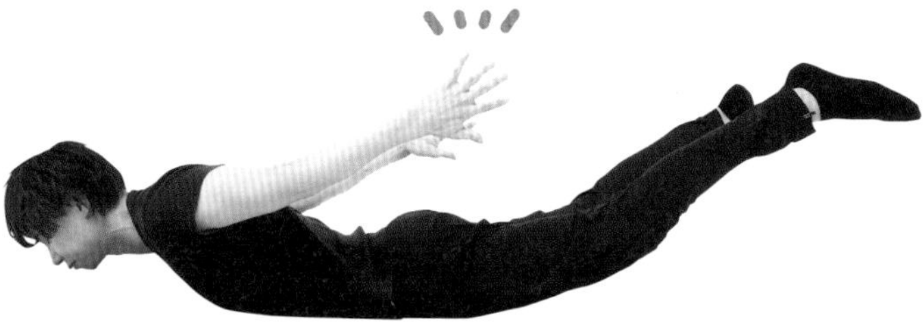

1. 雙腳呈現外八（見下圖），可以刺激臀部的肌肉，讓美腿的效果更顯著。
2. 確實做好這個運動，便能鍛鍊背部和上臂的肌肉。喜歡穿無袖或洋裝的人，尤其適合這項運動。

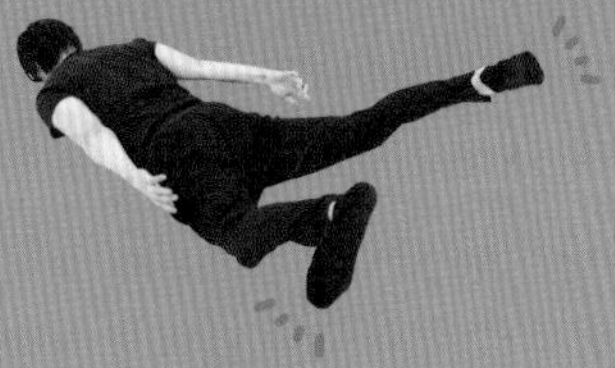

Step 4

手肘維持相同高度，讓指尖碰地。指尖觸地後，馬上回到 Step3。2 分鐘持續做 Step3 到 Step4。結束後休息 1 分鐘，接著再做 2 分鐘。

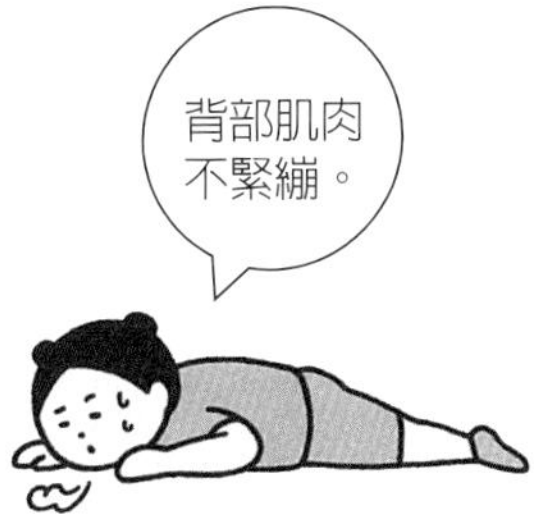

▼ 指尖碰地後，立刻回到原來的姿勢。
Step3 至 Step4，持續做 2 分鐘。

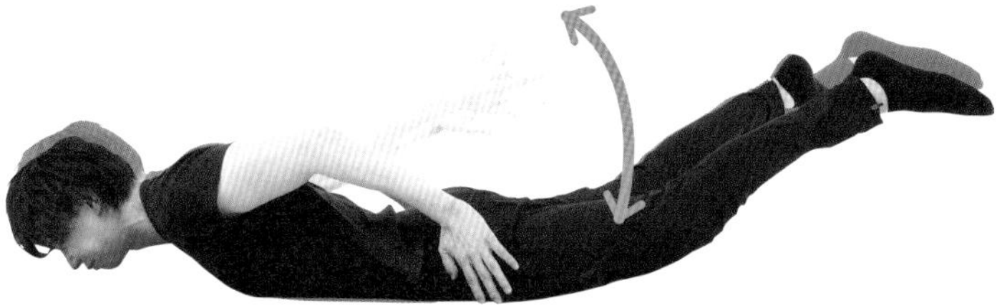

方案 B 到此結束，明天早上記得拍照，比較執行前後的差異。

案例分享一

旺盛的食慾消失了，排便更順暢

我在生理期來之前開始執行神瘦運動，當時的我正為旺盛的食慾、便祕以及水腫所苦（見左頁運動前照片）。

藉由這次機會，我想改變體態，並消除旺盛食慾。只要我一想要吃東西，就會去運動，沒想到因此降低食慾，也不再亂吃零食。或許是因為動到平常沒有使用的肌肉，便祕症狀也有了改善。

比較運動前後的照片，我對自己能產生這麼大的變化而震驚，我的體態在這段過程中變得越來越好。今後我還會繼續做神瘦運動，並期待身體出現更多正向變化。

讀者資訊　小金

四十多歲，163 公分

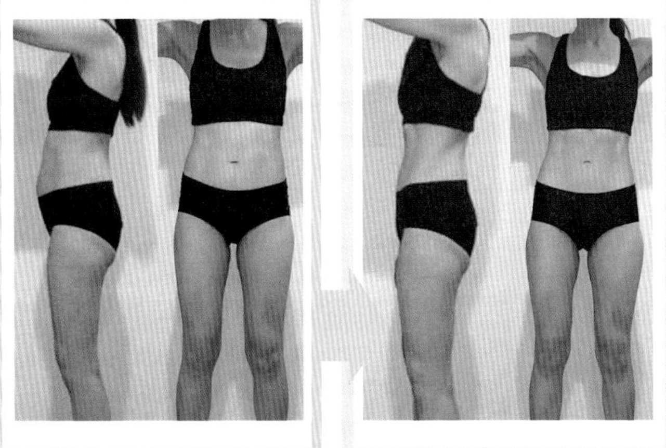

運動前	運動後
48.5kg	47.5kg
體脂率 24.2%	體脂率 22.4%

案例分享二

一週肚子小一圈

方案B中每個項目都不怎麼花時間，也不是肌肉訓練，所以我原本以為做起來很輕鬆，等開始實踐後，才發現有些動作挺吃力的。但不得不說，神瘦運動有效率又有效果。

雖然我剛執行時，因為每一項運動耗費時間短，而忍不住懷疑：「這樣真的會有效嗎？」但經過七天，我看了對比照片後，深刻感受到其功效。我的體重和體脂肪都下降了，外表也有改變。尤其原本肉肉的肚子，變得緊實不少（見左頁圖）。

讀者資訊　智佳

三十多歲，149.5 公分

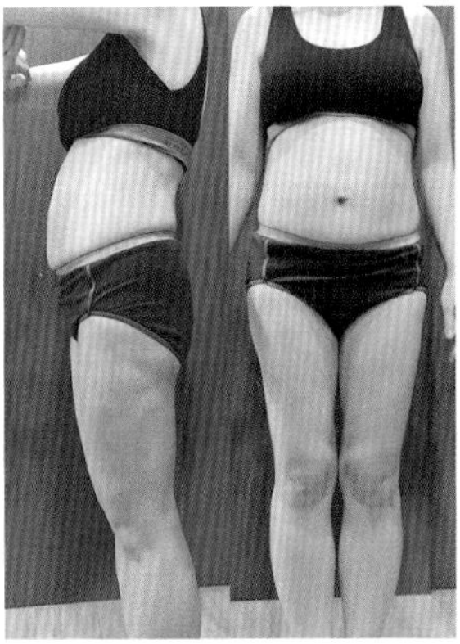

運動前

48.05kg

體脂率
27.7%

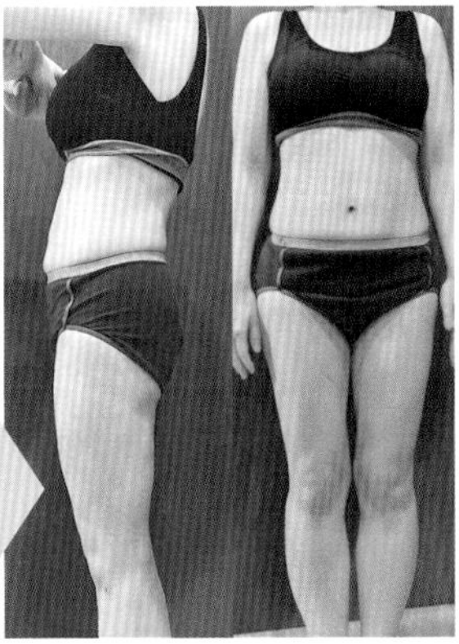

運動後

47.25kg

體脂率
27%

案例分享 三

簡單動作，大幅改變

雖然一天只花四至十分鐘做運動，但我的姿勢卻有了大幅改善。尤其做了鎖骨超明顯伸展操後，我平時變得會注意自己的胸和背部，保持正確姿勢不再駝背。

其他伸展動作做起來容易，效果也很好。儘管結束後，體重和體脂肪沒有劇減，但因為自己的體態確實越變越好，所以我還是堅持做完每個動作。

讀者資訊 ▶ Su，32 歲，161 公分		
方案 A	體重	體脂肪
Before	61.1kg	33.2%
After	60.4kg	32.2%

案例分享 四

讓我成功穿下漂亮婚紗

婚禮之前，我為了讓自己看起來更美，於是嘗試控制飲食，減少醣類攝取量，但收效甚微。

在距離婚禮只剩兩週時，我接觸了神瘦運動。看似簡單的動作，卻讓肌肉痠痛，真令人驚訝！

對難以堅持減肥計畫的我來說，能成功執行方案B，全得感謝它的簡單易行。花一週就讓自己身材變好，真的很開心。

讀者資訊▶ Haru，27 歲，165 公分

方案 B	體重	體脂肪
Before	64.5kg	34.0%
After	63.2kg	32.1%

案例分享 五

伸展背部，神清氣爽

實踐神瘦運動不用改變飲食習慣，對愛吃的我來說，這套方法簡直像是為我量身打造。

第四天起，我注意到，早上起床後臉部水腫狀況有了改善，這讓我變得更有幹勁運動。做完伸展操後，背部肌肉伸展開來的感覺，令人神清氣爽。

此外，我也趁這個機會開始關心自身飲食習慣。

讀者資訊▶ Sun，28 歲，160 公分		
方案 B	體重	體脂肪
Before	53.8kg	31.1%
After	53.0kg	28.9%

案例分享六

照顧小孩的空檔，就能運動

方案A的每一個運動實行時間短而且簡單，不會讓人產生「得運動才行……」的心理壓力。

做完伸展操後感覺很舒服，讓人每天都想動一動。另外，因為每個運動都有「暫停」的地方，讓我清楚知道哪個運動會達到哪種功效。

就連我這種平常幾乎不運動的人都能完成方案A。順帶一提，我都利用照顧小孩的空檔來執行。

讀者資訊▶ Key，42歲，164公分

方案A	體重	體脂肪
Before	73.7kg	39.2%
After	71.8kg	38.6%

案例分享七

沒壓力，七天一下就過去了

鎖骨超明顯伸展操真的很有效，做完後，胸部和背部能感受到伸展操產生的痠麻效果，讓我意識到「原來以前都沒伸展這兩處的肌肉，所以才會駝背」。雖然有的運動需要兩分鐘，起初對我來說有點漫長，但一想到「只要兩分鐘，身體就能改變」後，自己做起運動變得更認真了。

雖然波比跳這項有氧運動做起來真的很累，但七天一下子就挺過去了。

讀者資訊▶ Anko，38 歲，158 公分		
方案 B	體重	體脂肪
Before	52.0kg	30.5%
After	51.2kg	30.1%

案例分享八

就算是忙碌的上班族，也能美背

因為花費時間短，像我這種忙碌的職業婦女也能完成方案B。提臀健走是最讓我感到意外的運動。我原本沒有在意走路速度，沒想到用了App後，會走得如此艱辛！

話雖如此，我也從中感受到運動效果。比較運動前後的照片，我驚喜的發現，背部線條變好看了。

讀者資訊▶ Cha chan，三十多歲，144公分

方案B	體重	體脂肪
Before	49.8kg	33.0%
After	50.1kg	33.1%

一天十分鐘，提臀、瘦腿、身體變輕盈

記得做完運動的隔天早上，穿和第一天相同的衣服，以同樣的姿勢拍照，然後比較運動前後，身體出現哪些變化：

□ 姿勢變好。

□ 外表看起來很清爽。

□ 臉部輪廓變清晰。

□ 肚子瘦了一點。

□ 臀部變緊。
□ 大腿肌肉變緊實。
□ 腳比較不容易水腫。
□ 身體變輕盈。
□ 體力增加，不容易疲憊。
□ 食慾沒有那麼旺盛。
□ 改善便祕。
□ 更容易入睡。
□ 體重和體脂肪率減少。

相信完整做完運動的人都勾了很多選項。接下來，我會在第二章向大家說明，為什麼神瘦運動，只要一週就能讓外表產生變化。

第二章。

大幅改變體態的理由

本章除了說明清楚改變原因之外，也會提供建議，讓讀者知道如何以適合自己的方式，持續神瘦。

1

擷取各類型運動的優點

七天神瘦運動是擷取伸展操、一般運動以及有氧運動等，三種運動類型精華的原創運動瘦身法。不用花長時間活動身體，每天只需要動四至十分鐘，短時間就能就看到效果。

根據我的經驗，如果一星期內只做伸展操、一般運動或有氧運動其中一種，外表不會有太大變化，不像神瘦運動能改善姿勢。

如何藉由運動在短時間內看到效果，是許多女性的殷切盼望。為了協助大家達成這個目標，我才會設計出除了具有極佳瘦身效果，還能改善體態的神瘦運動。

想在短期內看到成果，關鍵是做有效瘦身的運動組合。

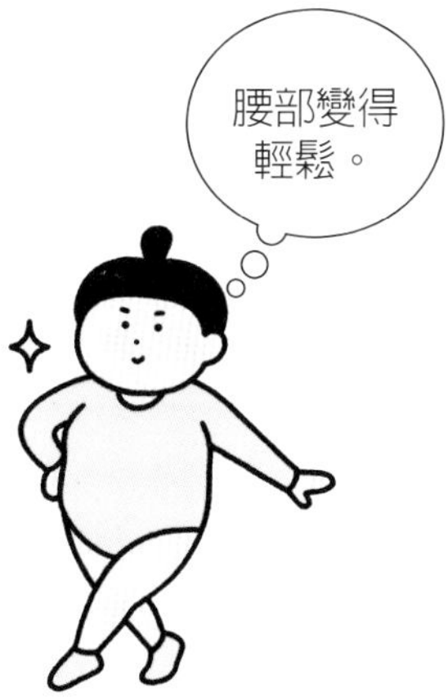

2

做太多運動，身形反而沒有變化

許多努力讓自己瘦下來的人常感嘆：「雖然每天做高強度運動，卻沒有效果。」對此，我希望大家聽聽我的建議：刻意減少運動量。挑戰神瘦運動時，請大家暫時別去健身房，也停止原本的每日跑步計畫或重量訓練。

因為做的運動種類太多，反而稀釋每種運動希望達到的效果。

另外，很多人經過長時間運動，都忍不住想：「我都這麼努力了，吃點東西應該沒關係。」最後吃的比平常還多，別說瘦下來了，反而變得更胖。

我設計神瘦運動的方案時，已仔細評估，盡量排除高強度運動，讓大家活動完身體後，不至於會產生食慾。

不用做太多，只要讓自己在短時間內，專注於做高效的瘦身運動就好。

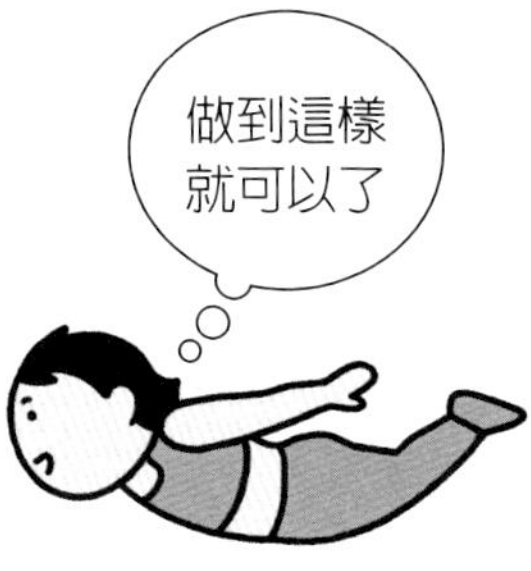

3

身材想變好，不必過度限制飲食

很多人都想過：「要減肥卻不限制飲食，身材怎麼可能會變好。」

我認為，這種想法其實並不正確。

說得更清楚一點，我相信只要努力控制飲食，一定能看見成效。但不需要改變平日的飲食習慣（如改成三餐菜色只有蔬菜，沒有肉，或是只吃蘋果等），只要每天做適當的運動，身體就會改變。

關鍵在於，每天堅持做自己做得到的運動。

神瘦運動只要一週（短期間），每天最多活動身體十分鐘（短時間），對不喜歡運動或生活忙碌的人來說，也能輕鬆堅持下去。

另外，正如前文提過的，這套方法十分強調短時間內完成，是為了避免運動過量而刺激食慾。吃自己平常愛吃的東西，既沒有壓力，也不容易遭遇挫折，這正是神瘦運動的特色。

只要加入適當的運動，不用改變飲食習慣，也能瘦下來。

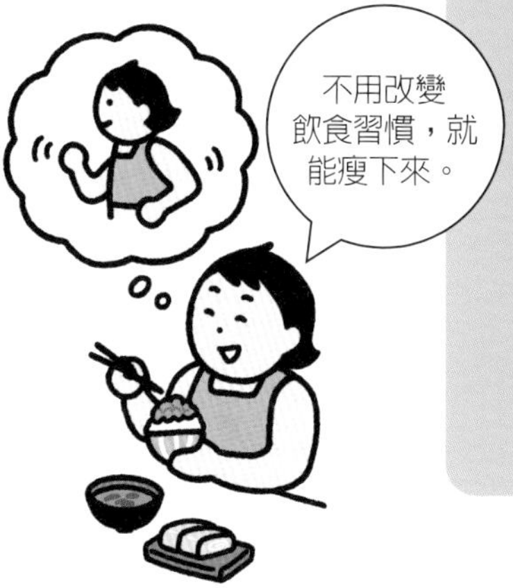

4

第一天的伸展操，是為了讓身體準備好運動

不論是方案A或B，第一天都是做伸展操。其目的及最大好處，在於能提高身體柔軟度。雖然做其他類型運動和肌肉訓練，也能提升肌肉柔軟度，但效果都不及伸展操。

若平常不太活動筋骨的人先從有氧運動或一般運動開始，可能因身體還很僵硬，而無法活動到特定肌肉，或是沒辦法做到有氧運動所要求的動作。除此之外，還容易受傷跟疲累。

也可能出現這類情況：第一天做一般運動或有氧運動，結果隔天

因肌肉痠痛導致身體無法動彈。

為了避免發生這種事情，神瘦運動第一天先透過伸展操，幫大家鬆開肌肉，讓身體做好準備做其他運動。

伸展操可以提升做一般運動和有氧運動所獲得的效果。

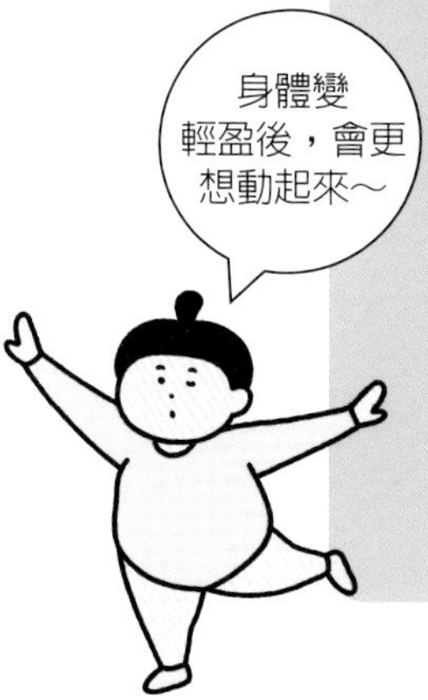

5

展現美麗體態的最速法

鎖骨超明顯伸展操是書中出現最多次的運動。有不少人感到困惑：「為什麼相同動作會出現這麼多次？」

因為我不喜歡運動，不想每天花一、兩個小時做不同類型、看起來都對身體不錯的運動。我的原則是，只確實執行成效好的運動。

所以在我獨創的神瘦運動中，並沒有要大家為了改變體態，做一小時的伸展操，而是向讀者介紹，用最短時間但效率最好的動作來改變自己。

造成姿勢不良的主要原因，和胸部前方肌肉（大胸肌、小胸肌）

的僵硬程度關係較大，而非背部肌肉。透過鎖骨超明顯伸展操，就能提高胸部前方肌肉的柔軟度。

與其漫不經心的做要活動全身的動作，不如專注於做鎖骨超明顯伸展操，更能改善姿勢。

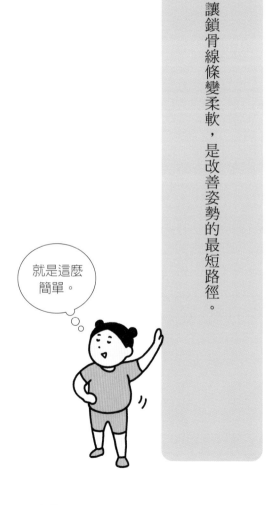

讓鎖骨線條變柔軟，是改善姿勢的最短路徑。

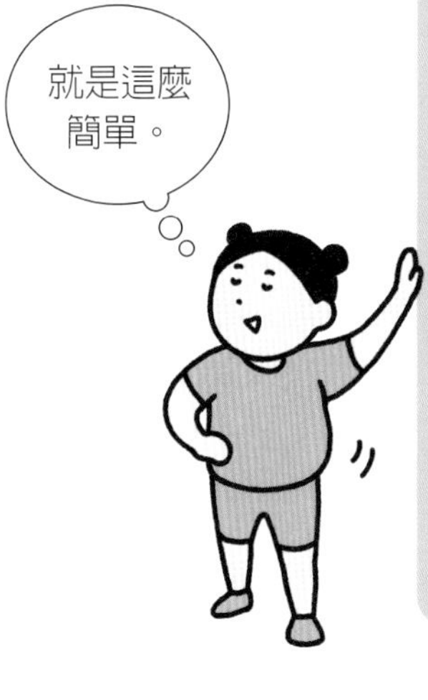

6

重點不在增加肌肉量，而是提升肌力

「沒有任何飲食限制，只靠運動改變自己的體態」是神瘦運動的精神。但還是有人會懷疑：「真的可以不做肌肉訓練嗎？」

肌肉訓練的主要目的，基本上是藉由拿重物，來增加肌肉量。先不提實踐本書內容一個月後會有什麼效果，不過短短七天，是不可能增加肌肉量的。

雖然一週內無法增加肌肉量，卻可以提升肌力。

肌力是指肌肉的力量。我們可以藉由活化肌肉，使肌肉輸出比目前更多的力量，讓自己輕鬆保持正確的姿勢，進而大幅改變外表。

神瘦運動沒有包含最能鍛練到胸肌的伏地挺身，其理由在於，本書注重在短時間內改變外觀，而做伏地挺身就算能提升胸部肌力，也無法改善姿勢。

想以最小的努力改變體態，就要專心做高效運動。

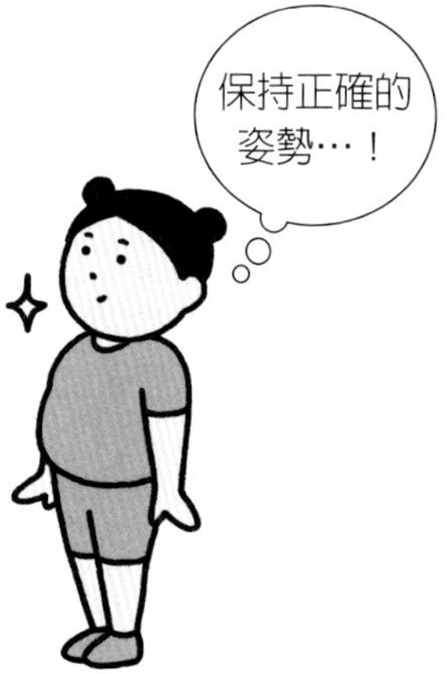

7

改善血流，消除水腫

改善姿勢和消除水腫，是神瘦運動想協助讀者解決的主要問題。因為目標明確，所以我才會設計出一天運動四至十分鐘，就能讓人外表煥然一新的方案。

血流阻斷訓練法（按：由日本醫師佐藤義昭所創造的專利訓練方法，根據調節血流運動並透過搭配加壓裝備，來對運動肌肉的血管系統施壓）是一種透過在手腕和腿部纏繞專用綁帶，在限制血液流動的情況下運動的訓練方式。等結束後再鬆開綁帶，讓大量血液在體內流動，以此改善血液循環及水腫症狀。執行血流阻斷訓練法時，就算做的只是簡單運動，也能增加肌肉量。

而本書介紹的運動，也能達到與血流阻斷訓練法類似的效果。具體來說，書中提到的「維持五秒」，會限制血液流動。等到五秒結束，肌肉放鬆時，血液會一口氣流向肌肉，如此一來能達到改善血流的效果。在幾分鐘內重複這樣的動作，就能消除水腫，讓妳看起來更有魅力。

維持五秒不動，是改善血液流動的關鍵。

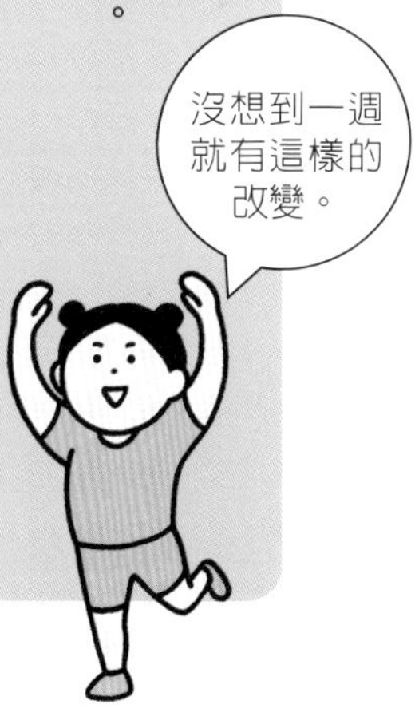

8

讓女性看起來更動人

人體由各種不同的肌肉組成。

有的肌肉一經鍛鍊，會讓妳看起來很壯或肩膀特別寬，例如大腿股四頭肌和肩膀三角肌等。想在短時間內讓自己看上去身材姣好，關鍵是「只能」刺激那些容易變緊實及能讓自己顯瘦、顯高的肌肉。

本書介紹的運動，針對女性最需要鍛鍊的部位，如臀部、背部、上臂及肚子周圍等進行訓練，讓大家用幾天就能讓外表截然不同。

然而，要想達到這樣的效果，前提是遵守每個步驟下方的說明和重點。為了確實收到成效，請大家好好閱讀並實踐書中的內容。

過程中，如果覺得哪裡做起來不太對勁，別忘了回頭複習，相信本書一定對妳有幫助。

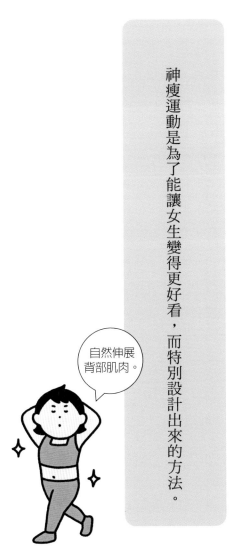

神瘦運動是為了能讓女生變得更好看，而特別設計出來的方法。

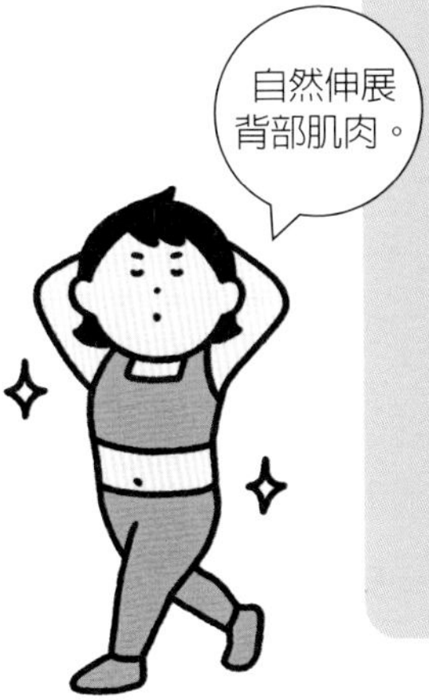

9

有氧運動，不只為了消耗卡路里

有氧運動的最大好處，是能消耗更多卡路里。雖然做一般運動也能減少卡路里，但消耗量卻遠不及有氧運動。

我在設計運動方案時，會思考如何讓有氧運動擁有更多附加價值。在沒去健身房，也沒有私人教練指導的情況下，若想在家裡，快速且僅靠個人力量來改變體態，我們必須以「做一種運動，卻能得到多種好處的方法」，來達成這個目標。

做有氧運動的時間，每次基本上是十分鐘，如果想多做一點，也應該以三十分鐘為限。如果活動時間太長，不僅速度會慢下來，姿勢也無法做到位，導致肚子周圍和臀部的肌肉無法變緊。

執行本書的有氧運動時，最重要的一點是不要三心二意，應該把握這十分鐘，確實做好每個動作。

另外，做的時候在心裡對自己喊話：「我的肚子會瘦下來，屁股會變翹！」能幫助妳堅持。

全神貫注做神瘦運動中的有氧運動，才有意義。

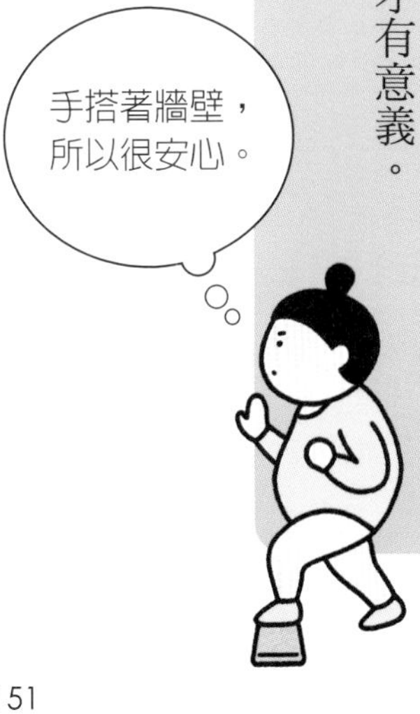

10

小蠻腰、提臀及瘦腿，一次擁有

方案A的收腹健走，能提高卡路里的消耗量、瘦肚子。以時速六公里速度行走，且邊走邊左右擺動雙手，身體中軸其實容易偏掉。而身體為了保持平衡，會用到軀幹肌肉，尤其是肚子周圍的腹內斜肌、腹橫肌以及腹直肌，讓我們得以直線前進。從結果來看，比起我們平時的走路方式，收腹健走能讓體態變得更好。

方案B的提臀健走，則能提高卡路里的消耗量、鍛鍊臀部。和收腹健走一樣，要以時速六公里的速度移動。比起一般走路，提臀健走邁出的步伐較大，所以花費力氣較多，同時使用到臀部肌肉（臀大肌）。另外，健走時手臂須前後大幅擺動，增加髖關節的活動強度，促進提臀的效果。

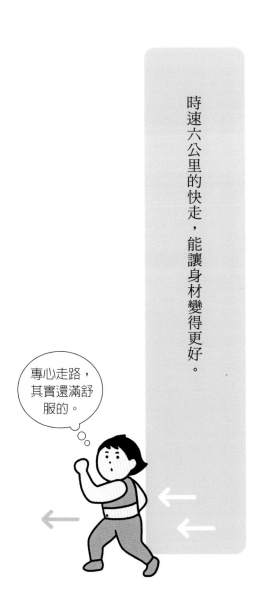

時速六公里的快走，能讓身材變得更好。

11

在對的時間動，效果最大

每種運動都有能得到最佳成效的執行時段。神瘦運動藉由在對的時間活動筋骨，讓人用最少的努力，換來最大的成果。這也是為什麼，神瘦運動一天最多只要十分鐘，就能得到肉眼可見的明顯效果。

除了起床後的三十分鐘內，一天裡任何時間都可以做伸展操。因為提高身體柔軟度是做伸展操的目的，而人睡覺時，由於長時間保持相同姿勢，所以剛起床時，身體還很僵硬。

要是我們一起床就做伸展操，就無法藉由運動，來改善姿勢。

吃完東西後的二至三小時，是運動的最佳時間。另外，因為希望透過運動得到想要的效果，活動時需要有力氣。所以在空腹沒有力氣時做運動，自然難以收到成效。

在最合適的時間做運動，才能得到最佳的效果。

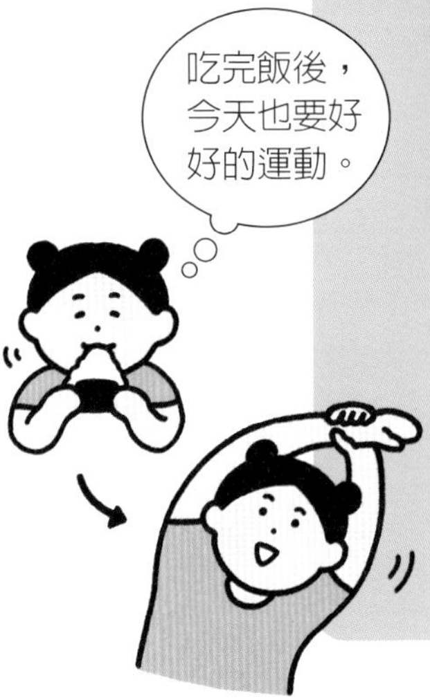

12

七天結束後，自由組合想做的運動

我希望藉由神瘦運動使體態變好的人，可趁這次機會，養成運動習慣。若能如此，妳的身體肯定會有更好的改變，讓自己獲得自信。

七天後，若大家打算繼續執行神瘦運動，可在遵守下列三點原則的情況下，自由組合不同的運動，打造屬於自己的方案。

1. 一天內，只做伸展操、一般運動以及有氧運動其中兩種就好。
2. 不要連續兩天做同類型的運動。如週一和週二都做一般運動。

3.每週的運動項目，都要包含伸展操、一般運動以及有氧運動。

此外，方案A和方案B可以混著來做，例如星期一做方案A，星期二實踐方案B等。重要的是，以自己最沒有負擔的方式，繼續執行神瘦運動。

想讓自己的身材、體態變得更好，最重要的是持續運動。

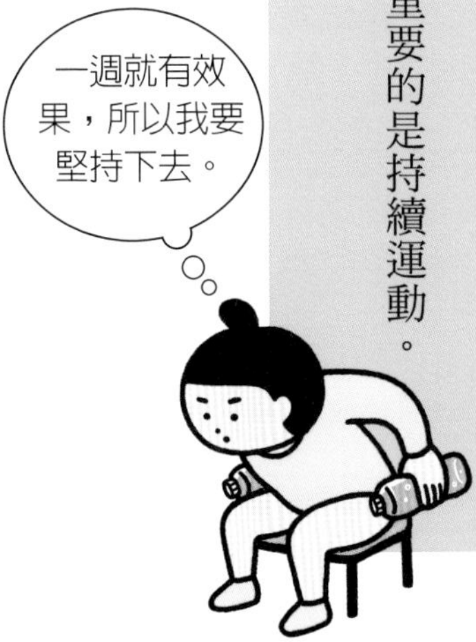

13

運動後的規畫

結束為期七天的神瘦運動方案後，我建議那些想做更多，讓身材變更好的人，可以增加一些運動難度。

若想身體有明顯變化，除了肌力外，也要增加肌肉。

其實只要增加身上的負重，就能長肌肉。例如運動時手上拿裝水的寶特瓶，或在腳踝綁上腳踝式加重器，都是不錯的方法（詳細做法參考左頁）。

但要注意的是，如果因為重量而影響姿勢，則無法得到預期的效果。剛開始時，先增加一點重量就好。提醒一下，做有氧運動時增加身上的重量，反而會產生反效果。

1 腳踝加重器

做能刺激臂部和腿部的下半身運動時，若想增加身上負重，可以在兩邊腳踝綁上五〇〇公克至一公斤的腳踝加重器。

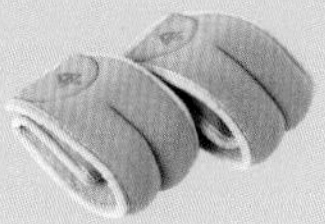

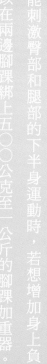

2 裝水寶特瓶

做上半身運動時，我們可以雙手各拿一瓶裝有五〇〇毫升水的寶特瓶，或在手腕處綁上五〇〇公克的加重器。

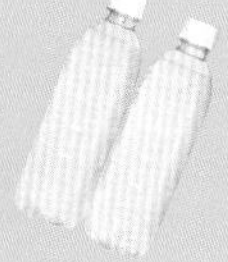

有一點要注意的是，在做神瘦運動方案B的躺出肌力時，不要增加負重，才能得到比較好的效果。

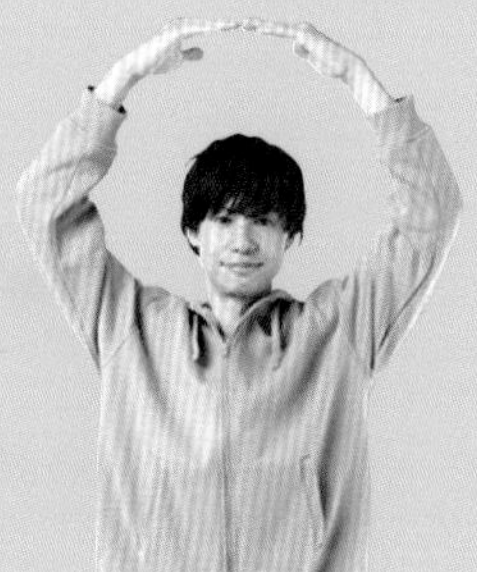

第三章。

關於神瘦運動，妳想問的是……

Q1 平常有做肌肉訓練的人，可同時做神瘦運動嗎？

可以。但我建議那些覺得做肌肉訓練卻沒看見成效的人，先暫停原本的訓練，專心挑戰神瘦運動。

Q2 需要特別留意呼吸嗎？

做一般運動和有氧運動時，不需要特別注意自己的呼吸。

一旦把注意力放在呼吸上，可能會影響運動成效。但是做伸展操時如果屏住呼吸，會降低運動效果。

Q3 為什麼有氧運動最多只能做三十分鐘？

做伸展操和一般運動時，如果超過本書提示的時間，也不會得到更佳的效果。

而有氧運動是在精神集中的情況下來做，所以時間和效果幾乎成正比。但超過三十分鐘，容易讓人產生食慾，所以就算還有體力能繼續下去，還是以三十分鐘為限比較好。

Q4 可以上班途中、購物或看電視時，一邊做有氧運動嗎？

我不建議這麼做。

分心做其他事，沒辦法好好消耗卡路里，也無法獲得其附加效果。既然做有氧運動只有短短十分鐘，做的時候不應該三心二意。最好在生活中保留一段能集中精神的時間來執行。

Q5 可以更動運動順序嗎？

第一次挑戰神瘦運動時，建議大家能按照本書步驟來執行。因為這是我設計出來，最能看見效果的運動順序了。等到大家結束為期一週的神瘦運動，並實際感受到效果後，再來參考第一五六頁至一五七頁，設計屬於自己的方案。

Q6 想快點看到效果，所以打算一天做完所有動作。

我希望大家能確實依照方案內容執行。一次做完所有運動，會讓自己變得疲憊，進而產生挫折感，這樣就沒有意義了。

要想得到明顯的效果，最好的方法就是按部就班，並持之以恆的做好每個動作。

Q7 為什麼神瘦運動裡沒有肌肉訓練？

從長期目標來看，肌肉訓練相當重要！但在短短七天裡做肌肉訓練，不僅無法長肌肉，還可能降低改變外貌的效果。因此神瘦運動才會以伸展操來提高身體的柔軟度；做一般運動加強肌力；透過有氧運動消耗卡路里，藉此讓體態變得更好。

這也是為什麼神瘦運動能在短期間內看到效果。

Q8 男性可以做神瘦運動嗎？有沒有年齡限制？

雖然本書是為了女性而寫的，但男性也能挑戰。不過，對男性而言，書中的運動強度稍嫌不足，所以可多做像肌肉訓練等運動，會得到更好的效果。另外在年齡方面，則沒有任何限制。

Q9 如果某天忙到沒時間運動，該怎麼辦？

不少人每天被工作、家事、育兒追著跑，而沒時間做神瘦運動。如果只有一天沒做的話，不需要太過在意。只要隔天做昨天原本要做的運動即可。

也就是說，將完成整個神瘦運動的時間，往後順延一天。

Q10 挑戰神瘦運動期間，能限制飲食嗎？

我相信挑戰神瘦運動時，就算不改變目前的飲食習慣，還是能看出成效。當然，如果讀者想在飲食方面下功夫，肯定會看到更好的效果。執行時，大家可以參考我以「吃出好身材」為理念，所寫的《七日神級瘦身餐，不靠重訓也能吃出好身材》。

若讀者想進一步了解神瘦運動，我的部落格裡（https://www.body-make.com/blog/kamiyaseex），有針對動作和姿勢進行解說，供大家參考！

結語
帶妳通往理想身材的捷徑

我在前一部著作《七日神級瘦身餐，不靠重訓也能吃出好身材》，介紹「不靠運動，只透過飲食也能瘦下來」的方法，相當受到歡迎，甚至推出了續作。

而本書則講述「不做飲食限制，只靠運動就能改變體態」的方法。相信有的人會想：「怎麼兩本書講的事情正好相反？」關於這點且聽我娓娓道來。

我在指導超過一萬名女性成功減肥後，深刻了解到「每個人能做到的努力，都不一樣」。

我在前一本書提到，人們可以不做任何運動，只靠管理飲食來瘦身。但對於很難做到限制飲食的人來說，這套方法很難實行，甚至有讀者表示：「想藉由運動瘦下來。」

為了幫助這類型的人，我在本書中，只介紹效果好且能在短時間內完成的運動。

除此之外，考量到有些人較難抑制食慾，只要長時間運動就會胃口大開，吃的分量比沒運動時還多，所以我也斟酌運動量，也就是書中提到的運動時間。讀者只要模仿我的動作，在沒有過量飲食的情況下，一定能感受到這些運動所帶來的好處。

我相信實踐過神瘦運動的讀者，一定對身體變化很有感。

當然，只靠短短七天，不太可能讓妳瞬間擁有最理想的身材。

神瘦運動就像賽跑剛開始時的起跑，到抵達終點為止，還有一段要努力的路。

請大家好好活用書中介紹的運動，打造最適合自己的方案。重要的是，要持之以恆，繼續做下去。

國家圖書館出版品預行編目（CIP）資料

1天10分鐘，7天神瘦：不用控制飲食，動作不標準也無妨。一週內混搭伸展、有氧、肌力訓練，明顯腰細、臀高、腿瘦。／石本哲郎著；林巍翰譯. -- 初版. --
臺北市：大是文化有限公司，2024.1

176面；14.8 × 21公分. --（EASY；124）
譯自：食事制限一切なし！ストレスゼロでやせる！1日10分！神やせ7日間エクササイズ
ISBN 978-626-7377-53-6（平裝）

1. CST：減重　2. CST：塑身　3. CST：運動健康

411.94　　112019435

EASY 124

1天10分鐘，7天神瘦

不用控制飲食，動作不標準也無妨。一週內混搭伸展、有氧、肌力訓練，明顯腰細、臀高、腿瘦。

作　　者／石本哲郎
譯　　者／林巍翰
責任編輯／陳竑悳
校對編輯／林盈廷
美術編輯／林彥君
副總編輯／顏惠君
總 編 輯／吳依瑋
發 行 人／徐仲秋
會計助理／李秀娟
會　　計／許鳳雪
版權主任／劉宗德
版權經理／郝麗珍
行銷企劃／徐千晴
業務專員／馬絮盈、留婉茹、邱宜婷
業務經理／林裕安
總 經 理／陳絜吾

出 版 者／大是文化有限公司
臺北市 110 衡陽路 7 號 8 樓
編輯部電話：（02）2375-7911
購書相關資訊請洽：（02）2375-7911 分機 122
24 小時讀者服務傳真：（02）2375-6999
讀者服務 E-mail：dscsms28@gmail.com
郵政劃撥帳號／19983366　戶名／大是文化有限公司

法律顧問／永然聯合法律事務所
香港發行／豐達出版發行有限公司
Rich Publishing & Distribution Ltd
香港柴灣永泰道 70 號柴灣工業城第 2 期 1805 室
Unit 1805, Ph.2, Chai Wan Ind City, 70 Wing Tai Rd, Chai Wan, Hong Kong
Tel：2172-6513　Fax：2172-4355
E-mail：cary@subseasy.com.hk

封面設計、內頁排版／孫永芳　印刷／鴻霖印刷傳媒股份有限公司
出版日期／2024 年 1 月初版
定　　價／399 元（缺頁或裝訂錯誤的書，請寄回更換）
IBSN　978-626-7377-53-6（平裝）
電子書 ISBN ／ 9786267377499（PDF）9786267377505（EPUB）